全国著名中医经验集丛书

金针王乐亭经验集

张俊英 陈湘生 整理

人民卫生出版社

图书在版编目(CIP)数据

金针王乐亭经验集/张俊英等整理. —北京:人民卫生出版社, 2004.4
(全国著名中医经验集丛书)
ISBN 978-7-117-05951-0

Ⅰ. 金… Ⅱ. 张… Ⅲ. 针灸疗法-经验-中国-现代 Ⅳ. R245-0

中国版本图书馆 CIP 数据核字(2004)第 005851 号

全国著名中医经验集丛书

金针王乐亭经验集

整　　理:张俊英　陈湘生
出版发行:人民卫生出版社(中继线 010-59780011)
地　　址:北京市朝阳区潘家园南里 19 号
邮　　编:100021
E - mail:pmph @ pmph. com
购书热线:010-59787592　010-59787584　010-65264830
印　　刷:北京市艺辉印刷有限公司
经　　销:新华书店
开　　本:850×1168　1/32　**印张**:7. 25　**插页**:2
字　　数:157 千字
版　　次:2004 年 4 月第 1 版　2025 年 3 月第 1 版第 16 次印刷
标准书号:ISBN 978-7-117-05951-0
定　　价:13. 00 元
打击盗版举报电话:010-59787491　E-mail:WQ @pmph. com
质量问题联系电话:010-59787234　E-mail:zhiliang @pmph. com

王乐亭简介

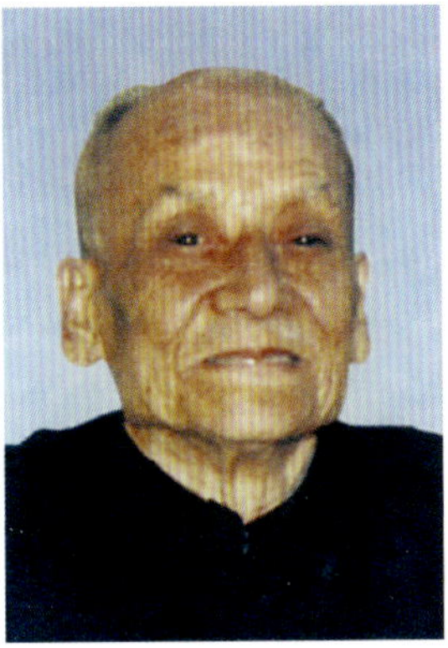

北京市中医医院原针灸科主任、主任医师王乐亭教授，生于公元1895年10月19日，为河北省香河县王指挥庄人。中国大学毕业，在公元1929年正式考取针灸医师执照，并取得独立开业的许可证。从事针灸临床50多年，是全国闻名的“金针大师”。

王乐亭教授生前曾任北京市中医学会针灸委员会主任委员，是宣武区人民代表，宣武区政协委员，是中国农工民主党党员。

于1984年2月25日病逝，享年90岁。

王乐亭教授以六寸金针专治瘰疬而得名，在20世纪30年代中期已是誉满京城，妇孺皆知，声传海外，人们称赞他为“金针大王王乐亭”，并荣得国际友人专访，英国皇家协会赠给专家证书。在此期间曾被养浩庐中医院聘请任针灸科主任。

新中国成立后，受聘于北京市中医第二门诊部任针灸顾问，以后又参加北京市中医医院工作。

张俊英简介

针灸专家金针王乐亭是我公爹。住在北京市宣武区教坊大六条12号，建国前在家看门诊。

我父亲张惠增(已故)，和王老往来密切。王老有独子王德福(已故)，张家有独女张俊英，我本人即由父母之命而与其结婚。

其时正逢北京解放，婚后随王老学习针灸。在门诊边学习，边工作。1956年经北京市卫生局考试合格，正式在家挂牌门诊。上午由王老看门诊，我在身边佐诊学习，下午由我本人值守门诊，晚上出诊。

王老在家看门诊时期，由于业务繁忙，身边又培养许多弟子，王老除看门诊外，还负责许多社会活动、会议较多。王老分配，外边活动能代理的由我负责，另外有许多抄写、记录等事项由陈湘生负责。

1956年王老正式参加北京市中医医院工作，任针灸科主任。

1959年我参加北京市宣武区广内医院针灸科工作，陈湘生大夫也参加本院针灸科工作，在菜市口门诊部。

我和陈大夫现在都已退休，为了发扬针灸事业，为了报答尊师的教导，和王老50多年的临床宝贵经验不至于埋没，愿意把王老的遗作整理出书来，使学习针灸之人得到有益的参考。

张俊英

2003年6月13日

陈湘生简介

为中医针灸主治医师，原在北京市宣武区广内医院针灸科工作，1991年退休。现住宣武区广外鸭子桥北里5号楼2单元102号。20世纪50年代初拜针灸专家王乐亭为师，随师佐诊5年。张俊英大夫比我入室早，是我的师姐，每日随师佐诊。

20世纪50年代中期我们参加市卫生局中医考核，经考试合格，准予开业。以后我们又先后参加到广内医院一起工作，达30余年。

在1995年为纪念恩师、北京市中医院针灸科主任、金针大师王乐亭诞辰一百周年时，我与张俊英大夫共同研究，计划把恩师生前之著作及课徒论文材料集中起来编纂成册，刊行于世。为了不愿把这些资料埋没，我们愿意在有生之年无偿的奉献于中医界，让它发扬光大，造福人类，以兹对恩师的缅怀。

陈湘生

2003年6月

前言

金针大师王乐亭是北京的针灸名家，这是人所共知的，他对于中医理论及针灸方面的研究有较深造诣。他于1984年2月25日病逝，享年九十岁高龄。回忆先师生前教诲我们的那种严肃、认真、和霭、可亲的音容笑貌，至今仍在眼前。

先师博览群书，兼收并蓄，对技术精益求精，尊古而不拘泥于古，结合自己心得，而有独创之见。先师生前曾出版《金针王乐亭》一书，是北京市中医院组织编写，然而这仅是先师一生中的部分医学资料。由于先师早年诊务繁忙，无暇撰述，故漏略尚多，我们对此感到可惜。

我辈在随师佐诊时，曾记录一些先师医话，临床验案笔记，及先师几十年的临床学术报告、论文等等，又经吾辈在临床实践证明，到现今仍有应用价值。我辈现已退休，且年已过花甲，愿在有生之年，把先师的中医理论及针灸经验介绍出来，为发展提高针灸学术做点滴贡献，1995年是先师100周年诞辰，为纪念缅怀先师，所以我们整理出这本小册子，定名《金针王乐亭经验集》。内容全是先师几十年的工作总结，有“六寸长针治疗瘰疬”、“论中风十三治”、“老十针”、“督脉十三针方”、“痿躄十一套治疗法则”、“王氏夹脊方”、“五脏俞加膈俞”等等。

总之先师所以在中医针灸学术方面取得精深造诣和卓越的成就，这与他治学严谨、坚持实践和勇于革新创造的精神是分不开的。他是一位对中医针灸学术有所发展，对培养中医人才有所贡献的针灸学家，是值得我们学习和寄予深切怀念的。由于笔者水平所限，对先师医学理论和经验学得不透，领会不深，书中难免有遗误之处，敬希同道及广大读者指正。

弟子　张俊英　陈湘生

2003年元月6日

目　录

第一篇　临床常见疾病

第二篇　临床论治及经验配方

第一篇 临床常见疾病

感　冒

病因：由于感受风寒或风热而引起，受外邪侵袭人体而发病。感冒主要分风寒、风热两大类型，在临床比较多见。

辨证：

一、风寒型

症状：恶寒发热，无汗，头痛，鼻塞，流涕，肢节酸痛或兼咳嗽。舌苔薄白，脉浮紧。

治法：解表，疏风，散寒之法。针刺用泻法。

处方：风府，风池，风门，列缺，合谷，复溜。

随症配穴：头痛加太阳，鼻塞流涕加上星，外迎香透内迎香。

方解：风府、风池、风门三穴，以疏风、散寒、解表。列缺止咳嗽。合谷、复溜有发汗、散寒之功效。

二、风热型

症状:发热恶风,汗出,头胀,口干,咳呛,喉干燥或疼痛。舌苔薄黄,脉浮数。

治法:用驱风、散热之法,针刺用泻法。

处方:大椎,风门,曲池,合谷,少商。

方解:大椎是督脉与诸阳之会,风门又名热府,是太阳膀胱经之穴,皆是退热、疏风的要穴。曲池、合谷能清营卫之风热。少商点刺出血,以清肺经风热而止咽喉痛。

随症配穴:头痛头晕加百会、太阳,胸闷、恶心加内关穴。

咳　　嗽

病因:咳嗽有外感和内伤之分。外感咳嗽是因感受风寒或风热而引起。肺主气,司呼吸,肺开窍于鼻,合于皮毛。肺气受邪而不能宣发,气逆而失于清肃而成咳。“有声无痰”为咳,张口抬肩、不能平卧、呼吸困难谓之喘。多属于实证。久治不愈,大多属于虚证。内伤咳嗽,是因肺阴虚,或脾阳不运,脾虚生湿,湿聚成痰,肺气不降,而影响脾肾两脏。如《医学入门》所说:“脾为生痰之源,肺为贮痰之器”。脾主运化,上不制水。肾者主纳气,以水不能归源,水泛为痰。肺、脾、肾三脏,在生理上和病理上相互联系,又相互影响。《景岳全书》讲:“人之多痰,悉由中虚而然,盖痰即水也”。所以说虚证多见于脾肾也。根据治疗原则“急则治其标,缓则治其本”。

辨证:

外感咳嗽分风寒、风热两类型。

一、风寒型

症状:发热、恶寒,咳嗽不畅,头痛,鼻塞,舌苔薄白,脉浮。

治法:风寒咳嗽针灸并用,风热咳嗽只针不灸,治以宣肺、清热、解表之法。

处方:列缺、合谷、风门、肺俞、尺泽。

方解:合谷、列缺为疏风解表,风门、肺俞是治风寒咳嗽之要穴,尺泽能清肺热止咳。

二、风热型

症状:发热,不恶寒,口渴,咳嗽痰黄,舌苔淡黄,脉浮而数。

治法:清热、解表、化痰之法。

处方:曲池,合谷,天突,鱼际。

方解:肺气不宣,蕴而生火。肺属金受火克,失其清肃下降。肺与大肠相表里,曲池、合谷有清热、解表之功。天突为任脉穴,有开胸、化痰、降肺之逆气之效。鱼际能清肺燥、生肺阴。

内伤咳嗽又分为肺阴虚、脾阳虚两类型。

一、肺阴虚

症状:干咳无痰,咽喉燥痛,或唾血,脉虚数,舌苔薄白。

治法:以养阴清肺为法。浅刺不灸。

处方:肺俞,中府,列缺,照海,鱼际,太溪。

方解:肺俞是肺的俞穴,中府是肺的募穴,二穴相配,能调和肺气。列缺、照海为八脉交会配穴法,能益肺、清肺、利咽喉、止咳。鱼际、太溪,能清肺燥、生肺阴。

随症配穴:唾血加孔最、膈俞穴。孔最为肺经郄穴,膈俞为血会,二穴配合治唾血最有效。

二、脾阳虚

症状:咳嗽痰多,入冬更剧,饮食减少,精神疲惫,脉多沉迟。舌苔白滑厚腻。

治法:以健脾利湿化痰为主。针刺用补法或灸法。

处方:中脘,足三里,三阴交,丰隆,脾俞,胃俞。

方解：中脘是胃经募穴，足三里是胃经合穴，三阴交是肝、脾、肾三经交会穴。这三穴配合，能健脾和胃、利湿止咳。丰隆是胃经络穴别走脾经，能治脾胃虚弱，增饮食，化痰涎。脾俞、胃俞，以调和脾胃、渗湿、消痰。咳嗽停止。

喘　证

病因:本病有虚实之分。实喘由于外感风邪或痰热侵扰,肺气升降失调,致使肺与皮毛阻滞所致。虚证多系肺气虚弱或肾虚不能纳气所致。实证又分风寒、痰热两类型。虚喘可分为肺虚、肾虚两大类。

实证:

一、风寒型喘

症状:多有发热,恶寒,无汗,咳嗽,痰鸣,吸呼急促,脉浮,舌苔薄白等。

治法:治以疏风、散寒、止嗽、定喘,以肺经穴为主。针刺用泻法。

处方:中府,扶突,巨骨,合谷,列缺。

方解:取合谷、列缺,以疏风散寒。巨骨、扶突、中府能降气利咳,止痰鸣而定喘息。

二、痰热型喘

症状:多在发作时,胸部满闷或发憋,呼吸急促,声高气粗,痰多稠黄,张口抬肩,不能平卧,脉滑数有力,舌苔黄厚等。

治法:以开胸顺气、清热、化痰为法。以胃经穴为主。针刺用泻法。

处方:天突,中脘,足三里,丰隆。

方解:天突为任脉穴,又是阴维任脉之会,能顺气宽胸止咳逆暴喘。中脘、足三里、丰隆三穴配合,能除胃热、升清降浊、祛痰止喘。

虚证喘:分肺虚和肾虚两类型。

一、肺虚型

症状:多有呼吸短促,语言无力,自汗,脉虚无力等。

治法:以补肾气、宣肺为主。针刺用补法,并用灸法。

处方:太渊,太溪,云门,气户。

方解:太渊是肺经输(土)穴,太溪是肾经输(土)穴,肾乃肺之根本。所以用来补土以生金。云门是肺经穴,气户是胃经穴,肺胃互相关联又相互影响。二穴配合,皆有治喘之功效。

二、肾虚型

症状:多有身动即喘,足冷面赤,小便频数,脉沉无力。舌苔灰白淡。

治法:治以补肾阴、定喘之法。

处方:涌泉,复溜,俞府,气海。

方解:涌泉是肾经井穴,井是出水的源泉,复溜是肾经金穴,金生水,二穴能解肾虚不能纳气之喘。俞府穴针能补肾阴,灸气海能温肾阳,二穴配合补肾虚定喘而胜任。

随症配穴:久喘不愈,针璇玑、膻中、大椎、灵台。针璇玑灸膻中,针大椎,灸灵台,皆是治久喘不愈之要穴。加脾俞、胃俞以健脾利湿化痰定喘。三阴交健脾中,兼补肝肾。大都专补脾虚,而止痰喘。

呕　　吐

病因:多因外感六淫,内伤七情所致。脾胃虚弱,饮食不节,胃主降主受纳,腐熟水谷,胃气下行为顺,胃气上逆则呕吐。胃失和降,又因郁怒伤肝。木来克土等引起呕吐症。

辨证:呕吐可分三类,寒吐、热吐、肝气犯胃等。

一、寒吐型

症状:呕吐清水,喜热,口不渴,四肢发凉,脉沉细,舌苔薄白。

治法:以温中散寒,止呕吐为法。针灸并用。

处方:中脘,内关,足三里,公孙。

方解:足三里穴,有调和胃气、降逆、止呕的作用,引胃气下行。内关、公孙二穴,是八脉交会配穴法,能治胸部及胃病,尤以内关有止呕吐之功能。三穴合用以加强疗效。中脘为六腑之会穴,能调和胃气。

二、热吐型

症状:呕吐物热臭或酸苦,喜冷饮,口渴,小便黄赤,舌苔黄或黄腻,脉象滑数。

治法:清热降逆为法。只针不灸。

处方:取曲泽、委中二穴点刺出血。

方解:放血止呕吐收效最快,并能清热。但点刺时用三棱针刺出血。注意:有的病人委中穴刺后如喷泉之样血流,不要流太多血,应用棉球压迫止血,以免出血过多造成不好的后果。可是热吐者，刺此穴立刻止吐，效果最佳。

三、肝气犯胃型

症状：食入即吐，胸部闷堵，胁痛，脉弦。

治法：以平肝健胃止痛为法。针刺用泻法。

处方：上脘，中脘，内关，足三里，太冲。

方解：上脘能平反胃之呕吐。太冲是肝经穴，有平肝降逆止吐之功。中脘、内关、足三里三穴，作用如上，这里不再重复。

随症配穴：寒吐可配合灸脾俞、章门，以温中散寒。呕吐不止或饮食不振可用三棱针点刺金津玉液出血，是治恶心、呕吐之要穴。

腹　　痛

病因：此病多由于感受寒邪或饮食停滞等因素所引起。其他如泻痢、肠痈、以及妇科疾病等，多兼有腹痛，分别在各病叙述。此症分虚实两类型。

一、实证

症状：腹痛拒按，食后疼痛更甚，伴有胸部闷堵或发憋，泛嗯腹胀，便秘，脉数有力，舌苔白。

治法：以导滞、散寒、止痛为法。根据部位局部和循经远道配穴。

处方：脐上痛可针下脘、滑肉门、公孙。

方解：下脘、滑肉门二穴，以调理脾胃，脐上部属脾，故取脾经之络穴公孙。

二、虚证

症状：腹痛喜按，略进饮食，痛即缓解，腹部不胀，热熨则舒。脉沉细无力，舌苔薄白。

治法：用调气补气、解郁、止痛之法。虚证针灸并用，效果佳。

处方：当脐痛针气海、天枢、水泉、三阴交。

方解：当脐属肾，故取肾经郄穴水泉。配局部气海、天枢穴，少腹部为足三阴经脉所过，故取足三阴经交会穴之三阴交穴。

泄　　泻

病因：多因内伤饮食，外受寒湿，以致脏腑功能失调，或因夏秋间感受湿热，或因脾肾阳虚，运化功能失常而成泄泻。

辨证：泄泻的主证是粪便稀薄甚至水样便，排泻次数增多。一般分为急性和慢性两大类。其中急性泄泻又分寒湿和湿热，慢性泄泻又分脾虚泄泻和肾虚泄泻两种。

一、急性泄泻型

1. 寒湿型泄泻

症状：腹部绵绵作痛，大便清稀，精神倦怠，四肢无力，身寒喜温，食少，胸闷，口不渴，小便清长，舌苔薄白，脉多沉细。

治法：宜温中散寒之法，针灸并用（最好用隔姜灸法）。

处方：中脘，气海，天枢，足三里，大肠俞。

方解：为调和肠胃、渗湿温经之法。天枢、大肠俞是大肠经的募穴和俞穴，能调理大肠的功能和有止泻的作用。灸中脘、气海则有温中散寒的功效。

2. 湿热型泄泻

症状：腹痛即泻，肛门灼热，大便热臭，发热，口渴，喜冷饮，小便短赤，舌苔黄腻，脉多洪数。

治法：宜用清热利湿之法。针刺用泻法。

处方：大肠俞，上巨虚，阴陵泉，合谷，内庭。

方解：阴陵泉、合谷、内庭三穴配合，能清利脾胃，降大肠的湿热。上巨虚是大肠的合穴，主治大肠腑病。

二、慢性泄泻

1. 脾虚型泄泻

症状:久泄不愈,胃脘及腹部胀满,不思饮食,肢体倦怠,大便溏薄,不成形,甚至完谷不化或水样便。舌苔淡薄,脉象细无力。

治法:用温运脾阳之法。针灸并用,补法。

处方:中脘,章门,脾俞,太白,足三里。

方解:中脘是胃经的募穴,脾俞、太白均是脾经穴,均有健脾、除胀、祛湿止泻的作用。足三里可以补胃气之不足。配合灸法更能振奋脾阳,达到温补止泻的目的。

2. 肾虚型泄泻

症状:每在黎明之前,泄泻一次或数次,腹不痛或有微痛感觉,但腹部怕冷,腰痛畏寒,舌苔淡白,脉沉迟无力。

治法:宜用温补肾阳法。针灸均用补法。

处方:命门,肾俞,关元,太溪,百会。

方解:肾阳不足,则下焦之气不固。灸命门、肾俞、关元、太溪以温补肾阳,灸百会以升提下陷的阳气,从而收到止泻的效果。针关元、太溪穴,灸命门,肾俞也可。用命门之火,壮肾阳、温养脾肾、腐熟水谷,为慢性泄泻治本之法。

痢 疾

病因:本病多发生在夏秋之季。由于饮食不洁,或过食生冷,外受暑温寒邪,积温蕴热,邪积交阻,肠腑气血受伤,而成腹痛、里急后重、赤白脓血痢疾。

辨证:痢疾可分为湿热痢,寒痢和久痢之证。

一、湿热型痢疾

症状:初起恶寒发热,腹痛,里急后重,或见肛门灼热,大便杂有红白粘冻,有时多为赤色。或兼有高热,恶心,呕吐,心烦口渴。脉象滑数,舌苔多黄腻。

治法:以清肠通滞为主。针刺用泻法,不灸。

处方:中脘,气海,天枢,合谷,上巨虚。

方解:中脘、气海以调中气,祛寒化湿止痛。天枢、合谷、上巨虚三穴,以调整大肠之经气,有通肠祛滞之功效。

二、寒型痢疾

症状:腹痛,里急后重,下痢不爽,大便以白粘冻为主或略带红色,多兼有胸部闷堵,腹胀,精神疲倦等症。舌苔白腻,脉象沉迟。

治法:宜用导滞、清热、祛湿寒之法。针刺用平补平泻法,加灸。

处方:中脘,肾俞,太溪,灸神阙穴。

方解:中脘有调中气、清热、祛湿降逆之功。肾俞培益下焦肾气而摄纳。太溪补肾经之水不足。灸神阙治泄泻不止及脱肛。更能治中风之脱证。

三、久痢型

症状:痢疾日久不愈(或称慢性痢疾),或反复发作,除一般见症外,可见精神疲乏,面色萎黄,怕冷,食欲不振等症。脉象濡细或虚大,舌质淡苔腻。

治法:宜补脾胃,清除肠胃积滞。又可恢复肝、脾、肾之功能。

处方:脾俞,胃俞,中脘,关元,足三里,三阴交。

方解:脾俞、胃俞可以调补中气,以资生化之源。取中脘是和胃气而达化湿降浊的目的。用关元培肾脏之元气,使正气旺盛,宿滞自化。足三里是胃经之合穴,可通调胃腑气机,脾与胃相为表里。三阴交用以调理三阴经之经气。全方可恢复肝、脾、肾之功能。

随症配穴:湿热痢加曲池、下巨虚、内庭、小肠俞。寒湿痢加中脘、肾俞、气海穴。里急后重者加中膂俞、白环俞。脱肛灸百会,针长强。

水 肿

病因：由于肺、脾、肾的功能失常，或风寒伤肺，肺气不宣，或脾肾阳虚，三焦水道不能通调，致水湿泛滥而成水肿病。可分为实证及虚证两型。

一、实证水肿

症状：多属急性，一般先肿头面或下肢，皮肤带有光泽，兼有咳喘，发热，口渴，小便短少而黄。脉象浮滑，舌苔白滑或腻。

治法：宜用宣肺、行水之法。以针刺为主。

处方：合谷，列缺，偏历，阴陵泉，尺泽，膀胱俞。

方解：腰以上肿宜发汗，故取合谷、列缺、尺泽以通利肺气而发汗解表。腰以下水肿，宜分利小便，故取偏历、阴陵泉、膀胱俞，以祛湿、利小便。

二、虚证水肿

症状：发病较缓，有足跗先肿，也有眼睑先肿，然后遍及全身，兼有怕冷，面色白，四肢无力，腹胀，大便溏薄，脉沉细。

治法：以温补脾肾为主。针刺用补法及灸法。

处方：脾俞，肾俞，水分，气海，足三里，三阴交，委阳穴。

方解：灸脾俞、肾俞温补脾肾之阳，以祛水湿。灸水分、气海，以行水补元气。委阳是三焦的下肢合穴，针之可以通调水道。足三里、三阴交有兴奋脾胃之功能，补土渗湿。

随症配穴：面部浮肿加水沟穴。便秘腹胀加丰隆。下肢浮肿加太冲、足临泣。

遗　尿

病因:肾司二便,肾气足则能制约膀胱。肾气不足,下元不固,则膀胱失约而遗尿。肾为先天之本,脾为后天之本。儿童因肾气未充,又因后天失养,肾阳亏乏,先天后天失济,两脏受累,而成此病。

辨证:遗尿是指小便不能控制,儿童在睡梦中,不自觉的尿床,甚至一夜数次,或在遗尿后惊醒发觉。肾主水属阴,阳虚不得坚阴,所以夜间尿频。肾气不足,下元不固,则膀胱失约而成遗尿。

治法:以补肾益气为主。针刺用补法或配合灸法。

处方:关元,三阴交,大敦,肾俞,膀胱俞。

方解:关元穴是足三阴经与任脉的交会穴,三阴交是足三阴经的交会穴,用之以补元气、益肾气、健脾气。肾俞、膀胱俞是相互表里之关系,取之以调整其脏腑的功能。取大敦以肝经环绕阴部,用灸法能温通经气,加强治疗的作用。

尿 闭

病因：尿闭是指排尿困难，少腹胀满，甚至小便闭塞的病证。多由于肾气不足，肾气受损，命门火衰，或因膀胱内蕴湿热，三焦气化失常，或因外伤而引起。

辨证：本病以小便不通或淋沥不畅为主症。肾主二便，肾气不足，命门火衰，膀胱气化功能失常或因湿热不化，膀胱气机阻滞而成尿闭。又因外伤，膀胱气机受损成为尿闭。可分为三种类型：实证、虚证及外伤型。

一、实证尿闭

症状：多见小便赤涩，尿道作痛，小腹作胀，甚至闭塞不通。口渴，舌质红，苔黄，脉象滑数有力。

治法：宜疏调膀胱、三焦的湿热、通利小便之法。针刺用泻法。

处方：膀胱俞，三焦俞，中极，委阳。

方解：膀胱俞、中极二穴为膀胱俞募，用泻法，可以清膀胱湿热，以通利小便。用补法能调整膀胱功能。取三焦俞及三焦的下肢合穴委阳，有调整三焦气化失常的作用。

二、虚证尿闭

症状：腰部酸痛，周身无力，小便淋沥不畅，排尿无力，小便清白，面色㿠白，精神不振。舌质淡，脉象沉而无力。

治法：宜用补肾利尿之法。针刺用补法及灸法。

处方：关元，阴陵泉，三阴交，足三里。

方解:灸关元穴,温补先天之气,调整膀胱气化而利水道。阴陵泉、足三里、三阴交三穴配合,可利尿、消胀除湿。

三、外伤尿闭

症状:由于外伤跌仆,或外科手术后遗症,见腹胀,小便不利等。

治法:以补肾滋阴、利小便之法。针灸并用。

处方:灸气海、关元穴,针中极、三阴交。

方解:伤后体衰,灸气海、关元以补元气,祛腹胀,调整膀胱气机通顺阻滞。中极为膀胱之募,三阴交是足三阴经交会穴,三阴经循行少腹或阴器,能通调下焦之气机,使小便恢复正常。

随症配方:腹部胀痛,针水道、阴陵泉、足三里穴。

遗　　精

病因：本病一般分为梦遗与滑精两种。梦遗由于心火妄动，在睡梦中发生为梦遗。滑精多因房事过度，或误犯手淫，肾气虚损而引起。

辨证：青年男子梦遗，十天、半月偶遗一二次，不为病症。如梦有所感，以致遗精。所谓心肾不交之故。滑精是无梦而精自出，或因动念时有精液滑出。较遗精病严重。严重者并有阳痿。

一、梦遗

症状：见头昏，耳鸣，腰酸，心烦，失眠，精神不振等症。舌质淡，脉虚数。

治法：治宜清心益肾之法。针刺补泻兼施。

处方：神门，心俞，太溪，志室，肾俞。

方解：神门、心俞二穴，可以降心火、交通心肾，用泻法。补肾俞、志室、太溪以益肾止遗。

二、滑精

症状：头眩，精神萎靡，记忆力减退，四肢无力。脉象沉涩，舌苔薄或无苔。

治法：以补肾固精为主。针刺用补法，并用灸法。

处方：气海，关元，中极，大赫，三阴交。

方解：补气海、关元、中极三穴之肝、脾、肾三脏元气以固精。大赫、三阴交增强先后天之真元，巩固精关。

阳痿

病因:本病主要由于手淫或房事过度,或因惊恐所致。

辨证:伤损后引起肾气虚衰。或因恐惧伤心肾。心藏神,属火,心肾受损以致发生阳痿病症。

症状:阴茎萎弱,不能勃起,或兼有头眩,腰酸,精神不振,小便频数,或兼有心悸、夜寐不安等症。脉象沉细,舌质淡红。

治法:宜补肾壮阳为主。针刺用补法并用灸法。

处方:命门,肾俞,志室,关元,中极,三阴交。

方解:命门、肾俞、志室,三穴配合,能补肾、壮阳、益精。灸关元、中极、三阴交可收大补气血之功。

随症配穴:补养心气可配心俞,宁心安神可用神门。

腰痛

病因:由于寒湿停滞腰部,或因肾虚受损,或因外伤,气血凝滞等引起的腰痛病。

辨证:由于气血不调,风寒湿停滞经络。或因劳损,肾气不足。或因受外伤闪挫,以致瘀血凝滞,筋脉或经络之气不和所引起腰痛。

一、寒湿腰痛

症状:腰痛,腰背沉重而痛,拘急,严重时不能转侧,或兼有下肢酸痛,疼痛处有寒冷的感觉。或每遇阴天则加重。卧床休息,症状亦不减轻。脉象弦细,舌苔薄白。

治法:宜散风、祛寒、益肾、舒筋、活络之法。针灸并用。

处方:腰阳关,肾俞,环跳,委中。

方解:腰阳关穴能疏通腰部经络起到舒经活血之功。肾俞以益肾气。委中穴是治疗腰背痛之要穴(四总穴歌有腰背委中求之说)。环跳是足少阳太阳经交会穴,环跳和委中配合起到调和气血作用。

二、肾虚腰痛

症状:腰痛痛势缓和,但缠绵不愈,精神倦怠,腰膝无力,劳倦则症状加剧,卧床休息后很快就可以缓解。脉象沉细无力,兼有滑精,周身酸懒无力,怕冷等症为肾阳虚。烦闷不安,溲黄,舌质微红,脉象沉数无力为阴虚腰痛。

治法:宜补肾益精、通经活血之法。针刺用补法配合灸法。

处方:命门,肾俞,志室,太溪。

方解:命门为督脉之穴可治腰痛。肾俞能调整肾气之阴阳,腰为肾之府。志室为膀胱经穴,肾与膀胱互为表里。太溪滋肾补肾水之不足。

三、扭伤腰痛

症状:腰部有扭伤史,腰脊强直疼痛,一般痛处都固定不移,手按或转侧时疼痛更甚。

治法:宜通经活络之法。针刺用泻法或点刺出血。

处方:人中,委中。

方解:取人中穴是下病上取之意。能调理督脉之经络。委中穴点刺出血,是治疗扭伤腰脊强痛的妙穴,为通者不痛也。

胁 痛

病因:肝、胆经脉循行胁部。若有肝郁气滞,有血虚不养肝,有外伤瘀血、阻滞经络等症,都能引起胁痛。

辨证:由于恼怒气逆,肝郁不舒,阻滞经络,气血运行不畅;或因血虚不养肝木,或因外伤瘀血,使经络受阻,不通则痛之理。

一、肝郁气滞型胁痛

症状:生气后引起胁肋疼痛,胸闷发憋,口苦,饮食不振,舌苔薄,脉象弦。

治法:以舒肝通络为主。针刺用泻法。

处方:支沟,期门,阳陵泉。

方解:取肝经之募穴期门,以收舒肝通络之功。少阳经脉循行于身之侧,故取支沟、阳陵泉,以调少阳经气而止痛。

二、血虚型胁痛

症状:胁痛喜按,并伴有眩晕,耳鸣,面色萎黄,舌质淡,脉虚无力或弦细无力。

治法:宜用补气养血之法。针刺用补法并配合灸法。

处方:肝俞,膈俞。

方解:以上二穴配合可养血舒肝止痛。

三、外伤瘀血型胁痛

症状:胁痛如刺,夜晚疼痛更甚,痛处不移,拒按。舌质淡紫,或灰腻,脉象弦。

治法:宜活血化瘀之法。针刺用泻法。

处方:三阴交,行间。

方解:三阴交为肝、脾、肾三阴经交会之穴,行间为肝经之穴,二穴配合起到活血化瘀的作用。

痹 证

病因:本病多由卫气不固,如汗出当风,坐卧湿地,以及涉水,受风寒湿之邪,侵袭肢体,闭塞经络,致使气血流行不畅,而成痹证。

辨证:痹证为临床常见病之一,可分为风寒湿痹和热痹两种类型。但是风寒湿痹又可分为行痹、痛痹、着痹。受风邪重的为行痹,受寒邪重的为痛痹,受湿邪重的为着痹。痹证的主要症状是关节酸痛,或一部分肌肉酸痛麻木,日久不愈,易发生肢体拘挛,或关节变形等。

一、风寒湿型痹证

1. 行痹

症状:本病以肢体关节酸痛,运动不利,发无定处为特征。发作时兼有恶寒发热,舌苔薄腻,脉象浮数。

治法:以祛风疏通经络为法。以针刺为主。根据疾病部位,局部取穴,并结合循经远道取穴,可灵活掌握。

2. 痛痹

症状:关节疼痛,得热则症状减轻,受寒则疼痛加剧,局部不红不热。舌苔薄白,脉象沉弦。

治法:痛痹少针多灸,如疼痛剧烈的可用皮内针,或用隔姜灸法。

3. 着痹

症状:肌肤麻木,肢体关节酸痛,痛处多固定不移,易受阴雨气候影响而发作。舌苔白腻,脉象沉涩。

治法:着痹针灸兼施,或用温针。

二、热痹

症状:关节酸痛,痛不可近,关节痛不能动,局部热肿,可涉及一个关节或多个关节,可见全身症状,如发热、口渴等。舌苔黄燥,脉象滑数。

治法:以祛风、散寒、利湿、化热为法。

附:此证治以局部取穴法,疼痛减轻后,根据症状变化,再进行全面治疗。本着"痛则不通,通则不痛"的原则。随症加减配穴。

处方:只列部分主病穴,以便随症加减。

肩关节痛:肩髃、肩髎,肩贞、臑俞。

肩胛痛:天宗,秉风,肩外俞,膏肓俞。

肘臂痛:曲池,尺泽,天井,外关,合谷。

手腕痛:阳池,阳溪,阳谷。

手指麻木:后溪,三间,八邪。

髋关节痛:环跳,居髎,风市。

膝关节痛:犊鼻,阳陵泉,阳关。

小腿麻木酸痛:承山,绝骨,飞扬。

足踝腕痛:解溪,商丘,丘墟,昆仑。

足趾麻木疼痛:太冲,足临泣,八风。

腰脊痛:命门,腰阳关。

方解:本病基本根据经脉循行分布,故采取局部取穴治疗,以舒筋活络,调和气血,驱除病邪。

落 枕

病因:多因睡觉时,姿势不适或因枕头过高,而引起此症。

辨证:内因不外乎睡眠的姿势,外因多为风寒侵袭肌肤,闭塞经络不畅,而引起此病。

症状:一侧脖项疼痛,不能扭转,或抬头低头,牵连后背、肩胛、上肢,动作不便。

治法:治以祛风、通经络之法。局部加灸,效果好。

处方:风池,风门,肩中俞,肩外俞,肩髃,曲池,合谷,后溪。局部加灸。

方解:风池为足少阳经,阳维脉交会之穴,有疏风、止痛之效。风门为督脉、足太阳交会之穴,可疏风解热止咳。肩中俞可祛寒热、肩背疼痛,止咳嗽。斜刺不可深刺。肩外俞专治肩背酸痛、颈项强急、上肢冷痛等。肩髃为手阳明、跷脉之会。曲池是手阳明大肠经之合穴。合谷为手阳明之脉所过的原穴。后溪为手太阳之俞穴,又是八脉交会穴之一,通于督脉。以上合用专治颈项部疼痛。

风　疹

病因：本病多因血热而受风湿所致，或食异味而引起。

辨证：风疹发作非常迅速，多见皮肤发痒后立即出现红色疹块，大小密度不一，皮肤灼热或兼腹痛，大便秘。舌苔薄黄，脉象浮数。

治法：宜用疏风、清热、活血之法。取脾、大肠经为主。针刺用泻法。

处方：曲池，合谷，风市，血海，足三里，三阴交。

方解：血海、三阴交，清血中之热邪。曲池、合谷、足三里、风市，有调营卫清肠胃、散风湿之效，以消疹块。

目赤肿痛

病因：多因外感风热，肝胆火旺，循经上扰所致。目视昏花，多因阴血久耗，肝肾两亏所致。

辨证：分虚实两型。实证目赤肿痛，红肿疼痛，怕光，眼涩难睁，或生云翳，流泪。虚证目昏花，不红肿疼痛，但目光散乱，视物不清或夜盲。

治法：实证用泻法，虚证用补法。治以疏风散热，滋肾平肝之法。

处方：合谷，腕骨，睛明，太阳点刺出血，神庭，风池，太冲，光明等穴。

随症配穴：如肝胆火旺，加太冲、光明。

方解：本方取合谷、腕骨、风池、睛明以疏风散热，神庭、太阳二穴能泻热明目。肝开窍于目，取肝经之原穴太冲，肝与胆为表里，而取胆经之光明穴，可以清胆肝之火。

目视昏花者，可补益肝肾，针刺用补法并用灸法。

处方：肝俞，肾俞，攒竹，丝竹空，养老。

方解：取肝俞、肾俞，调补肝肾之阴，可以明目。攒竹、丝竹空，以宣通局部经络而收效。养老穴是治疗目视不明之要穴。

鼻衄、鼻渊

病因：鼻渊多由于肺热郁于清窍或是胆经湿热，蒸于脑部所致。鼻衄，多由于内热盛，或阴虚火旺，致使血液妄行而引起。

辨证：

鼻渊症：鼻流清涕，并有腥臭味，不辨香臭，多兼有头昏头痛重等症。

鼻衄症：内热盛的，多兼有口渴、烦热等症。阴虚火旺的，多兼见颧赤、口干舌燥症。

治法：鼻渊以清肺，胆为主，属热证，用泻法。鼻衄属于内热壅盛的，以泄热为主，针刺用泻法或是点刺出血。阴虚火旺的，以养阴清血为主，针刺用平补平泻法。

处方：鼻渊可用上星，天府，合谷，迎香。鼻衄热盛者，少商，合谷，尺泽；阴虚火旺者，三阴交，太溪。

方解：合谷、天府、上星、迎香是治疗鼻病之要穴。风池、风府、太阳是清脑之热，以止头痛。鼻渊症，取少商、尺泽以肺开窍于鼻是泻肺经之热。三阴交、太溪以养阴清热，而止衄血。

随症配穴：眩晕，偏头痛，加太阳、风府、风池。

牙　痛

病因:牙属肾,但是为胃与大肠经脉所循行。如过食辛辣酒烟等,致使胃肠郁热上扰,复受风邪外袭,或肾阴不足,虚火上炎,均可引起牙痛。

辨证:风热牙痛,发热口渴,喜冷饮,舌质红,苔黄,脉数。

　　肾虚牙痛,不发热,不渴,不肿,喜热饮,时痛时止。

治法:合谷,内庭,下关,颊车。

方解:合谷穴,针时左有病右取之,右有病左取之,可疏风散热。内庭、下关、颊车,以泻阳明胃火而止痛。

　　肾虚牙痛,以滋阴降火为主,针用平补平泻法。

处方:太溪,复溜,合谷,大迎。

方解:取太溪与复溜,以滋肾阴。合谷、大迎两穴以降虚火止痛。

闭　经

病因:本病的原因很多,主要分为血枯和血滞两类。

血枯闭经:多因久病体虚弱,肝、脾、肾三脏亏损,或生育过多,或是大量失血等所引起,属于虚证。

血滞闭经:多因忧思忿郁,或行经受寒,以致经血、瘀滞不行,属于实证。

辨证:

血枯闭经:是经期后延,经量逐渐减少,以致月经闭止,多兼有面色萎黄,肌肉消瘦,皮肤干燥,精神不振,食少,便溏,舌苔白,脉弦细涩。

血滞闭经:月经忽然停止,少腹疼痛微胀,拒按,或有痞块。舌质淡,脉沉涩。

治法:

血枯闭经:以调养肝、脾、肾为主。针刺用补法及灸法。

处方:肝俞,脾俞,肾俞,中脘,气海,关元,中极,天枢,足三里,三阴交。

方解:取肝俞、脾俞、肾俞用以补其肝、脾、肾的功能。中脘为胃之募穴,天枢为大肠之募穴,以健强肠胃,培养气血,为生化之源。足三里、三阴交能调理气血而治闭经。

血滞闭经:治以疏通经血,取肝、脾、肾经穴为主。针刺用泻法并配合灸法。

处方:气海,血海,关元,期门,水泉,交信,合谷,三阴交。

方解:气海、血海、合谷、三阴交,四个穴位能调理气血通畅。期门、关元两穴能调心肝两经之血。水泉、交信二穴,以肾经为血之源泉,又是治月水不来之要穴。

痛　　经

病因:本病可分虚实两大类。实痛:多因忧思忿怒,或受寒饮冷,以致经血郁滞。虚痛:多因气血不足所引起。

辨证:

实证:多在经期前即开始,少腹疼痛,疼痛之部位多固定不移,痛势剧烈,拒按,甚则牵引腰腿作痛,经来后疼痛渐减,行经不畅,色黑紫夹有瘀块。脉弦。

虚证:痛多在行经末期,或经后少腹疼痛,痛势绵绵不休,得温暖与手按即缓,经色淡而少,甚者见心悸,头晕,腰酸胀痛等症。脉象沉细无力。

治法:

实痛以活血通经,针刺用泻法,寒证可用灸法。

虚痛以补气养血,针刺用补法,可配合灸法。

处方:

实证以关元,中极,血海,地机,水道,合谷,曲池。

虚证灸关元穴,肝俞、脾俞、胃俞、肾俞、足三里、三阴交,俱针之。

方解:

实证关元、中极二穴,是任脉与肝、脾、肾三脏之交会穴,所以它治经痛及小腹痛,能收到特殊的效果。血海、地机、合谷、曲池、水道,以上五个穴位,有通经、活血、行瘀、止痛的作用。

虚证关元用灸法,以温宫补养血海。肝俞、脾俞、胃俞、肾俞四穴,用以调和脏腑的功能。足三里、三阴交二穴,是调养气血之要穴。

崩　漏

病因:本病由于思虑伤脾,或操劳过度,或郁怒伤肝,以致肝脾失其藏血统血之职,或受寒、热邪气,内伤胞宫,冲任失调而引起。

辨证:经血忽然大下不止,称为血崩。持续不断,称之为血漏。一般症状,有头晕,眩晕,目眩,面色苍白,精神疲倦,畏冷,腰酸,四肢无力等。可分热证、虚寒、瘀血三种。

一、热证

症状:经色鲜红,有秽气,脉数,苔黄。

治法:热证应以清热止血为法。针刺用泻法为主。

二、虚寒

症状:经色黯淡,少腹冷,脉象沉迟,舌苔薄白。

治法:治应固摄冲任,针刺用补法并配灸法。

三、瘀血

症状:经色紫黑,腹痛拒按,或有癥瘕。

治法:治应调气化瘀,针刺以泻法为主。

处方:气海,关元,中极,肝俞,脾俞,肾俞。大敦,隐白(二穴均用灸法)。

随症配方:

热证可配行间、然谷。

虚寒可配三阴交、交信。

瘀血可配太冲、三阴交。

方解:气海、关元、中极、三阴交四个穴位,能调整冲任,有大补真阴与元阳的功能。肝俞、脾俞、肾俞能掌握统血、藏血的源泉。大敦、隐白两穴,为肝经、脾经之井穴,用灸法能统治崩漏。行间、然谷二穴,用以清肝经、肾经之热,止血妄行。三阴交、交信、太冲三穴,乃为肝、脾、肾二经的调经血,化瘀血,止崩漏之要穴。

带　下

病因：本病多因气血虚弱和湿热下注，以致冲、任二脉失调，带脉之气不固而成。

辨证：此病不在行经期间，平常就从阴道中流出稠粘液体，绵绵不断，称之为带下。并兼有腰酸、头晕、肢体倦怠等症状。带下有白带、赤带之分别。可分为两类型，气虚夹湿及湿热下注。

一、气虚夹湿

症状：其色白而稀薄，或淡黄色。有腥臊气，称之为白带。

处方：次髎，中髎，小肠俞。

二、湿热下注

症状：其色多淡红或深黄腥臭难闻，称之为赤带。

处方：大赫，五枢，曲骨。

其他配方：以气海，关元，中极，带脉，归来，合谷，三阴交。

治法：调理气血、清热化湿为主，取带脉、脾经穴为主。白带者针刺用补法及灸法。赤带者，针刺用泻法。

方解：取气海、关元、中极是妇女经带门中主治之穴。带脉、五枢、归来三穴，功能固摄带脉调经止带。合谷、三阴交收清热祛湿之功，又能调气血止带。次髎、中髎、小肠俞三穴，专治白带大赫、曲骨二穴专治赤带。

乳少

病因:乳房属于胃经,乳头属于肝经。如平素气血虚弱,或产期失血过多,或情志不畅、肝气抑郁等,均能致乳汁减少。

辨证:产后乳汁分泌不足,甚至点滴不下,或哺乳期中,日见减少,并兼见心悸,神疲,乳汁清稀,属虚证。如兼见胸闷食少,乳汁稀少,甚者或发热,胁痛等,属实证。

治法:虚证应补益气血,针刺用补法配合灸法。实证治以调气通乳,针刺用泻法及灸法。

处方:乳根、膺窗,膻中,天溪,前谷。

随症配穴:

实证:期门,内关。

虚证:足三里,三阴交。

方解:乳根、膺窗、天溪三穴,乃为通调脾胃和乳房经络。膻中、前谷,为治产后乳汁减少的主穴。期门、内关能舒肝解郁。足三里、三阴交,可调气血增加乳汁的分泌。

脏　　躁

病因:由于忧愁思虑,情志不遂,以致精神错乱。

辨证:有各种神志异常见症,如无故悲伤,喜怒无常,多疑,善惊,心悸,烦躁,睡眠不安,或有突发胸闷,呃逆,暴瘖等症,严重者可见昏迷,僵仆。舌苔白腻,脉象弦细。

治法:以安神、解郁为主。针刺用平补平泻之法。

处方:神门,间使,巨阙,三阴交,心俞。

随症配穴:

胸闷:加膻中、内关穴。

暴瘖:通里,廉泉。

昏迷,僵仆:水沟,中冲。

方解:取心经之原穴神门,募穴巨阙,俞穴间使,并配脾经之三阴交穴,以清心养血,安神为主。取内关、膻中可宽胸解郁。天突、足三里,用以降气止呃逆。通里、廉泉而治失语。水沟、中冲、用以开窍清心,以治昏迷、僵仆。

小儿腹泻

病因:本病多因饮食不节,或乳食不洁,调护失宜,或脾胃虚弱,或外感寒邪,以致消化不良而引起。

辨证:腹胀肠鸣,时时作痛,痛即欲泻,泻后痛缓,一日可泻几次或十几次,所泻酸腐臭秽,或乳食不化,频作嗳气,不思食,舌苔腻,脉沉而无力。

治法:健脾止泻,调理肠胃。刺法不留针,或用灸法。

处方:中脘,天枢,章门,大都,足三里。灸神阙穴。

随症配方:外感寒邪可配合谷、三阴交。

方解:本方具有消食滞,除胀满,健脾养胃,止腹泻的作用。

小儿顿咳

病因:本病由于风邪侵肺,内有痰热蕴伏,以致气道被阻,肺气失于清肃所致。

辨证:初起咳嗽,鼻流清涕,或兼寒热,继则有阵发性的咳嗽,或连续不停,喉间有水鸡声,咳甚每伴有呕吐粘液,或痰中带血,如迁延日久,可能转为百日咳,患此病的幼儿身体日见衰弱,神疲,眼睑浮肿,甚至并发其他疾病。

治法:清热散风,宣通肺气为主。浅刺用泻法。

处方:天突、少商、列缺、合谷、大椎、风门、肺俞。

随症配穴:呕吐者加中脘,痰中带血,加尺泽。

方解:本病由于肺热蕴遏,取少商出血,以泻肺经之热。列缺穴是肺经的络穴,合谷是大肠经的原穴,原络相配,表里相通,能调理肺气,可复其清肃之功能。取大椎、风门、肺俞,以解表散风而止咳。

小儿瘫痪

病因:本病由于感染风热时邪,消灼津液,气血耗损,筋脉失于濡养所致。

辨证:患儿突发高热,恶寒,头痛等,继即发生瘫痪为主症。轻症患儿肢体运动障碍,重症完全丧失活动能力。患肢多数为厥冷,关节缓纵不收。本病以下肢发病比较多见,有的左右俱瘫,有的仅发一侧,如持续日久,患侧肌肉日见萎缩,而成畸形。

治法:以通经络,调和气血,濡养筋骨,局部取穴为主。初病只针不灸,用泻法。久病可针灸并用,可用补法。或用皮肤针轻叩患侧肢,或左右交叉针之。先针健侧,后针患侧。

处方:

上肢:肩髃,肩髎,曲池,手三里,外关,合谷。

下肢:环跳,阳陵泉,足三里,三阴交,解溪,太冲。

方解:本方是根据经脉循行的部位,采取局部取穴和左右交叉的方法。用以调益气血,疏经络。在临床上可按照具体病情作适当加减,并可参考内科病症中痿症的治疗方法处理。

中　暑

病因:本病由于在烈日之下劳动,或长途跋涉,以致疲劳过度,为暑热之邪所中而引起。

辨证:本病可分为轻重两型。

轻症:头晕目眩,汗多,皮肤灼热,气粗,口干,舌燥,烦渴,脉象浮大而数。

重症:先见头痛,烦渴,呼吸喘急,继而突然昏倒,不省人事,汗出,脉象沉而无力。

轻症治法:以清暑泄热为主。针刺用泻。

重症治法:以开窍醒脑,清暑,泄热为主。

处方:

轻症:大椎,大陵,曲池,合谷。金津玉液点刺出血。

重症:百会,人中。刺手十二井出血。刺曲泽、委中点刺出血。

方解:取百会、人中二穴以开窍醒脑。刺手十二井及曲泽、委中出血是起清暑泄热及通经活络之作用。取大椎穴以解表邪,大陵以清心之火,曲池、合谷二穴可退营卫之热,金津玉液点刺出血以治口干烦渴。

眩　晕

病因:多由水不涵木,肝阳上亢而引起。或因湿痰内停,上蒙清窍,或气血两虚,髓海不足等所致。

辨证:主要的症状为头晕眼花,伴有自身或外物旋转感,起立则欲倒。可分三类型。

一、肝阳上亢型

症状:头晕多兼耳鸣,面赤,恶心,腰酸等症。舌质红,脉象弦数。

治法:取肝、肾之穴滋阴潜阳为主。针刺补泻并用。

处方:肾俞,太溪,肝俞,行间,风池。

方解:补肾俞、太溪二穴,用以滋补肾水。取肝俞、行间、风池用以平熄肝阳。

二、湿痰内停型

症状:眩晕兼见胸脘满闷,呕嗯痰多,食欲不振,舌苔白腻,脉象滑。

治法:以健脾除湿化痰,调理脾胃为主。针刺补泻并用。

处方:中脘,章门,足三里,内关,神庭。

方解:用中脘、章门、足三里调理脾胃,以除湿化痰。神庭、内关二穴治头晕目眩,并能开胸解闷而止呕。

三、气血两虚型

症状:眩晕兼见精神不振,四肢无力,心悸,失眠,舌质淡,脉象虚而无力。

治法:治以补气血,健脾养胃。针刺用补法,并配合灸法。

处方:中脘,气海,关元,足三里,三阴交。

方解:取气海、关元以补气血。用中脘、足三里、三阴交以健脾胃而加强气血生化之源。

头　　痛

病因：头部是手足三阳经脉会合之处，不论外感或内伤，皆能致头部气血不和，经气阻滞而引起头痛。其中，外感头痛已在感冒证内叙述。内伤头痛，多时发时止，病久难愈，因此又名头风。实证多由肝阳上亢，虚症多因气血虚弱所致。可分为虚实两大类型。

辨证：实证头痛剧烈，状如锥刺，或兼见眩晕、烦躁、口苦、恶心、胸闷、胁痛等症。舌苔腻，脉象浮弦。

虚证：每日操劳过度，或是生气着急时而发作，痛势较缓，时轻时重，痛处得温暖或手按后则减轻，多兼有倦怠，心悸，失眠等症，舌质淡，脉象虚。

除辨证审察内因或外因，尚须根据头痛部位，辨别病患所在经络。如头痛主要在后头部，都与太阳经有关。如要在前额眉棱骨的，都与阳明经有关。在两额角，或偏一侧的，都与少阳经有关。在头顶部，则与厥阴经有关。

治法：治以平肝祛风，调养气血，循经和局部与远道配穴法，和上病下取的方法。结合病因，随症加减。实证针刺用泻法。虚证针刺用补法，或用点刺出血法。

处方：

正头痛：百会，风府，对太阳，风池，合谷。

前头痛：神庭，印堂，太阳，合谷。

头顶痛：百会，涌泉，至阴，行间。

后头痛：风府，风池，后溪，昆仑。

左偏头痛：为血虚属肝，受风邪所得，脉象弦细，用左丝竹空透率谷，太冲（补）。

右偏头痛：为气热属脾，由生气所得，脉象洪大，刺右头维透曲鬓，足三里。

三叉神经痛：

第一支为眶上孔，攒竹，丝竹空，阳白。

第二支为眶下孔，四白，巨髎，口禾髎。

第三支为颊孔，颊承浆，大迎，颊车。

随症配穴：

肝阳上亢：太冲，阳陵泉。

气血虚弱：足三里，三阴交。

方解：上列处方，都是根据头部的经脉循行与疼痛部位，分经辨证配穴。具有疏通经络，调和气血，止痛的作用。以上穴位不再重复解释。

第二篇　临床论治及经验配方

六寸金针治疗瘰疬鼠疮

六寸金针治疗瘰疬鼠疮，又名淋巴腺结核，是教王乐亭汉文的老师乔书阁先生，口授指传的。乔之祖父在清代任河北省香河县监狱官时，有一南方人犯，罪判刑入狱3年，因其对此犯人有所照顾，该犯刑期满出狱，临行时对其云："您对我关怀之恩，无所答报，我只有家传六寸金针，从肘节处下针向臂上卧刺，专治鼠疮脖子，不需药治，即能痊愈。"王乐亭老医生20余岁时，正在乔老师处学习汉文，乔一友人在首饰楼工作，正患瘰疬鼠疮，乔对其友云："我三代相传，对此症有一针法，但我三代均不行医，不会针术，有一对六寸银针，即令弟子王乐亭给扎，我在旁指导。"经针治数次获愈，使王乐亭激起兴趣，从此义务治疗瘰疬鼠疮，求治者增，获愈者甚多。后又拜陈肃卿老师实习针灸，专研针灸之术，攻读《内》、《难》、《针灸》等经典，以理论指导实践。此针术是由曲池通过五里穴透臂臑穴。随着针具加以改进，由银针改为金针，因金韧性弹力大而柔滑，可减轻患者之痛苦，又能得患者信仰，即改为六寸金针。此即曲池透臂臑，治疗瘰疬鼠疮之由来。

前贤遗留经典概述

瘰疬鼠疮现代医学谓：颈淋巴腺结核，或结核性颈淋巴腺炎。是常见病之一，中西医各有治疗法则，但很难根除。祖国医籍中有关此症的记载颇详，如《灵枢·寒热》篇云："寒热瘰疬在于颈腋者……此皆鼠瘘寒热之毒气也，留于脉而不去者也。"鼠瘘之本皆在于脏，其末上出于颈腋之间。《千金》有先作瘰疬者，终于作漏之说。《医宗金鉴》并有湿、痰、气以及久而不愈传至阴，藏而成痨瘵之说。古人对此症的发病成因、部位、预后，阐述的相当详细。究其病之根源，不外痰湿热毒结聚的实证，以及阴虚、痰火凝结、津液不布的虚证两大类。

症状：发病初起，多数患者并不觉有不适之感，只颈部或腋窝起出现一二个硬结，腹股沟部也可见有小结，皮色正常。随病之发展，硬结成块，或者成串，或发寒热，心胸闷堵，气短，食纳不佳，睡眠不实，全身无力，喜食生冷，大便秘结，小便黄赤，舌苔黄厚腻，脉滑数的为实证。如见面色苍白，恶寒乏力，便溏，尿频，舌苔薄白，舌质淡，脉虚浮缓或沉细的为虚证。

初起瘰疬小而少，病人多不自觉，渐长大而增多，小者如豆如枣，大者如李如核桃，日久红肿溃破，脓水淋漓，内生瘘管，久治缠绵不愈，串连它处又起，又破，渐蔓延胸腋，遂至疮洞累累，溃而难敛，疮口塌陷，流脓血，声低气怯，至此已现疮痨之征象，恐难治愈。

一、治法

用六寸金针卧刺，由曲池向上透臂臑穴，右患刺左，左患刺右，或左右均刺。

施术：先将针尖醮少许甘油，以取滑润，令患者坐位，屈肘两手拱胸，肘与肩抬平，术者左手切穴使令气散，而后穴位用酒精消毒，右手持针，端平快速刺进皮下，以左手压穴，挑起针尖，直刺到臂臑穴，卧刺于皮下分膝之间。

手法：实证，核硬而不移，红肿疼痛者泻之。虚证或溃破者用补法，捻针补泻手法，其方向与毫针相同，后用拇指爪甲刮其针柄之丝片刻，再行捻转，以捻不动为止。

二、辅助治疗

1. 火针：患病年久日深，经久治，结核消的慢者，可配合火针。或结核已现红肿将溃之势，勿令自破，以火针排脓，以免自溃疮口难以收敛。

火针施术：先将刺之部位消毒后，术者左手拇指、食指，二指将结核固定，右手持针，以酒精灯烧红针体，速刺结核中心三分之二深度为宜。针之多少，根据核之大小而定。如用火针排脓，刺后挤出脓血，消毒纱布敷盖伤口，以防感染。

2. 艾炷灸肘尖穴：每次 5 ~7 壮，协助消核及疮口收敛快。

3. 毫针协助刺结核上：可用于结核坚硬难消者。

我（王乐亭）对瘰疬鼠疮的经验

此病女子多于男子，多因肝郁久积，心闷不舒，气滞血瘀，结聚颈腋之间。肝气之街道，在天容穴位，正在耳下脖颈之间。初生瘰疬，多在天容穴位左右，以后蔓延于腋下，这是常见的。还有蔓延到腿部的、肠系膜的、肺门的，这都不多见少数。也在临床都治疗过,全用六寸金针治愈。

我用六寸金针能治三种腺病

瘰疬鼠疮即淋巴腺结核,项瘿即甲状腺肿,痄腮即腮腺炎。原用手阳明大肠经,是肺之腑,与肺相表里,阳明是多气多血之经,用它治疗效果显著。大肠经穴主治瘰疬,肺经穴主治项瘿。三腺病都在上焦,脖项之间,凡上焦的病,都属肺与大肠经治疗范畴,用六寸金针由曲池入针,中间有肘髎穴、五里至臂臑,名叫一针贯四穴,起到预期效果。治疗三腺病,都获痊愈,就属腮腺炎好的快。治过几例都是针一两次消除,没过 3 次。我在诊察时听患者说,有先患过肺结核好了,又患淋巴腺结核,也有先患淋巴腺结核,后患肺结核的。经过化验,这两种病都是结核杆菌,所以内外蔓延,我想有肺结核的病人,也可以用六寸金针试验治疗。本着承前启后,继往开来的精神,遍查历代关乎针灸医学文献,没有用六寸针治疗瘰疬鼠疮之说。我们祖国医学发展前途,确实不可限量。

瘰疬鼠疮有传染性,可是母传,父不传。母亲在怀胎时期,或在婴儿吃奶时期,患瘰疬鼠疮,她的子女不过 3 岁,脖子上就发现小疙瘩,不在这两个时期不传。他父亲不论在什么时候都不传。以上是我几十年,从临床实践总结出来的经验。

鼠疮又叫劳病疮,因为这种疮,先生瘘管后破,久治不愈,又起又破,疮洞增加不已,身体消瘦,不思饮食,想吃鲜果凉物,精神疲倦,卧不欲起,乃成疮劳矣。

六寸金针 200 例疗效总结

治疗瘰疬 200 例中,均为 1 个疗程(12 次为 1 个疗程,隔日针 1 次)以上者。不足 1 疗程者均未作统计。

一、性别

男性 58 例,女性 142 例。

二、年龄

10 岁至 15 岁 18 例,16 岁至 25 岁 61 例,26 岁至 35 岁 75 例,36 岁至 60 岁 46 例。

三、病程

1 个月至 6 个月 21 例,6 个月至 1 年的 38 例,1 年至 3 年的66 例,3 年至 5 年的 51 例,5 年至 10 年的 24 例。

四、虚实

虚证:53 例,无疼痛 116 例,不发热的 189 例。

实证:147 例,伴疼痛 39 例。伴发热 11 例。

五、方法

单用六寸金针治疗 86 例。

用长针、小针、灸治疗 64 例(长针即六寸金针、小针即是毫针)。

用长针、火针治疗 42 例。

用长针、火针排脓治疗 8 例。

六、疗程

1 至 2 个疗程,56 例。

3 至 4 个疗程,74 例。

5 至 6 个疗程,54 例。

7 至 10 个疗程,16 例。

七、胸透及血沉化验检查

血沉:65 例中,27 例正常。偏高 38 例,未查 135 例。

胸透:101 例中,正常 7 例,未透视 99 例。

八、既往治疗

服西药的 73 例,有效 23 例,无效 52 例。服中药 18 例,有效 9 例,无效 9 例。服中西药 92 例,有效 26 例,无效 66 例。未作其他治疗的 17 例。

九、疗效及标准

痊愈:结核消失,已无余症 45 例,占 22.5%。

显效:核已消 2/3 以上,48 例,占 24%。

好转:结核已消 1/3 以上,100 例,占 50%。

无效:结核无改变,7 例,占 3.5%。

总有效率为 96.5%。

典 型 病 例

例一

谢某某,女,17 岁,学生。病历号 470843,北京人。初诊日期 1975 年 4 月 21 日。

主诉:于 2 年前右耳后下,起两枚硬结,曾经某医院检查诊断为颈淋巴腺结核。经服中药及注射链霉素症状好转。近两个月来,突然该处结核肿大,质硬,按之不痛,推之左右不移,四肢无力,有时头痛,易怒,性情急躁,纳尚可,睡眠安,二便调,月经正常。

既往史:无肺结核病。

家族史:无。

面色红润,舌苔薄白,舌质尖红。胸透正常。脉象:沉细而缓。

查:颈部结核,6cm×6cm,腋窝处结核 3cm×3cm。结核表面,不红不肿,质硬,按之不痛,推之左右不移动。

治疗:长针对刺曲池,每周 3 次。

五诊后,腋下结核见消,2cm×2cm,颈部结核变软,分散为 3 个核。

十诊后,颈部结核,显著见消,腋下结核 1cm×1cm。

十三诊后,加火针刺结核,腋下结核消失,已触及不到,颈部结核已消至枣大,3 枚。

十八诊后,颈部结核消如蚕豆大,3 枚。

二十二诊后,颈部结核基本消失,临床痊愈,余无不适之感。

停诊两个月,后追访,症未复发。

例二

王某某,女,27 岁,干部,简易卡片,北京人。初诊日期 1967 年 7 月。

患左颈部淋巴腺结核 1 年。

主诉:初起因感冒发热后,左颈耳后下方起一如蚕豆大结核,经西医诊断为淋巴腺结核。肌内注射链霉素半年,效果不显,近 1 个月来突然发现原部位隆起如核桃大肿块,发热,左上肢抬举不利,脖项活动不便,精神不振,纳少,二便调,月经尚正常。

既往史:肺结核已钙化。

面色黄,体瘦,舌苔白,舌质淡红。脉象:沉细数。

查:结核表面红肿,4cm×3cm,有压痛感。

治疗:长针对刺曲池。

六诊后,结核已消一半,但上肢活动仍觉不利。

十二诊后,局部结核,红肿消失,上肢活动自如,仍以长针治疗,加毫针刺足三里、合谷、太冲穴,调理脾胃功能,舒肝解郁之法。

二十八诊后,结核全部消失,余无不适之感。再诊两次,共30次,临床获愈。

例三

曹某某,男,40岁,干部病卡,本市朝阳区。初诊日期1966年8月。

患右颈淋巴腺结核3年。

主诉:自觉初起右颈部似枣大一肿块,发胀,经服中西药治疗后,结核见消平坦。今年5月,原部位结核复起,服药未能控制,近来逐渐增大,肿痛,伴有低热,体温37.3℃,体倦,精神萎靡,纳差,口苦,睡眠不实。面黄,舌质淡红,舌苔薄白。脉象弦滑数。胸透正常。

查:右颈结核4cm×4cm,推之不移,压痛,质硬,皮色红肿。

治疗:长针对刺曲池。

1个疗程后,局部结核变软,仍现红肿而痛。

2个疗程后,局部结核、疼痛减轻,质变软,仍红肿,顶端色红。

3个疗程后,局部结核红肿,顶端色紫暗,用火针排脓。

4个疗程后,结核疮口愈合,再以3个疗程巩固疗效,临床已愈,停止治疗。

例四

米某某,男,25岁,工人。病历号470394。北京人。

胸骨体上缘淋巴腺结核,6年前曾手术切除,近两个月来,突然原手术部位又发现鸡卵大一肿块,肿硬而疼痛,经肌内注射链霉素数月无效。近来右腋下发现如栗子大,肿块1枚,胸闷气短,口干而渴,饮而不解,纳尚可,低热,下午明显。

既往史:肺结核8年,现为稳定期。

面色暗晦体瘦,舌质红,舌面龟裂,舌苔褐。脉象弦细数。

局部查:4cm×4cm,结核红肿,紫暗,按压痛。

治疗:用长针对刺曲池。

2个疗程后,结核渐消,红肿比较明显,用火针4次排脓。

3个疗程,低热减轻,压痛好转,口渴减轻,胸闷,气短减少,面色现黄白,精神比前大好。

4个疗程:结核已完全消失,疮面愈合,舌苔已现薄白,体重增加,再予服中药养阴健脾调治,停针观察未复发。

例五

施某某,女,33岁,工人,病历号345318。初诊日期1964年4月23日。

两侧颈部瘰疬已8年。于5、6年前,发现两侧颈部各起一硬结,如黄豆大,无痛楚。经某医院检查诊断为淋巴腺结核。服用西药未能控制,结核逐渐增大,有胀痛感觉,胃纳欠佳,大便干,尿黄。

既往史:无肺结核病史。

面色萎黄,舌质暗红,无苔,形体消瘦,脉象沉弦。

查:两颈结核5cm×4cm,漫肿,两侧颌下皮稍红。胸部透视正常。

治疗:长针对刺曲池。

3 次后,两侧颌下漫肿消退。

6 次后,右侧结核缩小,左侧结核见软。

2 个疗程后,右侧结核已轻,未触及到,左侧结核见消三分之二。

3 个疗程后,两侧结核,全部消失,继针 5 次以巩固疗效。后经复查,临床获效,未再发。

例六

刘某某,女,26 岁,病历号 449399。初诊日期 1964 年 8 月 31 日。

患右腋下肿块已两年余,按之不痛,初起觉右臂不适,腋窝发胀,经某医院诊断检查为腋下淋巴腺结核。服西药和注射链霉素,均无效,溃破约 4 个月后愈合。1964 年初又起十余枚,六月份手术切除 2 枚,切口 3 个月来仍不愈合,纳尚差,月经不调,二便正常。

既往史:无肺结核史。

面色皖白,舌苔薄白,舌质淡红,苦病容。脉象沉细。

查:腋下肿核 4、5 枚,串连在一起,大如鸡卵,小如豆粒,按之坚硬,疮面 3cm × 3cm、3cm × 2cm,未愈合,紫红色,有黄水及脓。

胸部透视:正常。

血沉:偏高。

白细胞:为 9500。

治疗:长针双侧刺曲池。

1 个疗程后,结核见消,疮面缩小。

2 个疗程后,结核减消,疮面愈合结痂。

3 个疗程后,结核大部消失,只存 3 枚豆大结核,再配合火针。

5 个疗程后,已触及不到结核。为巩固其疗效,再针 1 个疗程,检查痊愈。

例七

何某某,女,31 岁,病卡。初诊日期 1966 年 3 月。

患左颈部及肺门淋巴腺结核 2 年。

2 年前左颈耳后起一枣大之结核,渐增大。经某医院检查颈及透视诊断为肺门、淋巴腺结核,服中西药治疗未效,自觉颈部发胀,精神疲倦,伴有头晕,下午低烧,纳尚差,大便干,2 至 3 日一解,月经正常,量少色淡,白带多。面黄体瘦,舌苔白,舌质淡红,脉象沉细。

颈部 3cm × 4cm 质硬推之不移,血沉偏高,血压 120/80 毫米汞柱。

治疗:用长针刺曲池穴。

1 个疗程后,颈结核消,疼痛已减。

2 个疗程后,颈结核消减为 2cm × 2cm,质软,有时头晕。

4 个疗程后,结核按之如豆大,加火针 3 次。

5 个疗程后,结核消失,胸透肺门结核亦消失,临床痊愈停诊。

例八

李某某,男,35 岁。病卡,沈阳市工人。初诊日期 1967 年 12 月。

患肠系膜淋巴腺结核 2 年。初觉腹部胀痛,经沈阳市某医院检查诊断为肠系膜淋巴腺结核,经用抗结核药物治疗,症状减轻。近 3 个月来,左侧腹部胀痛加重,伴有低烧体倦,纳尚差,头晕,目眩,睡眠差易醒,心悸,健忘,大便干,2 ~ 4 天 1

次。面黄体瘦，舌苔白腻，舌质淡，脉象沉细而滑。

按之腹部脐下，偏左有块，如核桃大，质硬，推之能移。

胸部透视：左肺上部有钙化点，血沉33/时。

治疗：长针刺曲池穴，配合体针，局部加灸法。

1个疗程后，腹胀，失眠，心悸减轻，局部结核如故。

2个疗程后，诸症大减，结核按之渐消。

4个疗程后，失眠、眩晕症消失，结核缩小。

6个疗程后，精神明显好转，局部结核逐渐缩小。

8个疗程后，群症消失，局部已触及不到结核。又去某医院检查，肠系膜结核已消失。为巩固疗效，继针2个疗程，共计10个疗程而痊愈。

例九

胡某某，女，13岁。巡回医疗通县西集公社。初诊日期1965年春季。

其母闻北京市医疗队驻西集卫生院，带领其女儿就诊。述患病已3～4年之久。初起只颈部患瘰疬，服用中西药无效，症渐蔓延，腋下胸部有溃破疮面数个，精神萎靡，身体瘦小，面黄发暗无光，头发干焦，体重大约只有50余市斤，语声低沉无力，诊其脉弦细而数。

查：颈部两侧疮痕数个，腋下结核四五枚，向胸壁蔓延，脓汁腥臭溢出。

治疗：以长针刺曲池穴。

6次后，大见功效，胸壁疮面愈合一半。

10次后，腋下结核见消。

15次后，胸壁疮面完全愈合，腋下结核已消失大部。

20次后，腋下结核已全部消失。同年6月医疗队返京时追访，其病未复发，临床获愈。

病例分析

通过临床观察，及几十年的经验总结，我（王乐亭）认为此症，虽属肝郁气滞，湿痰流注，但多数患者表现为肺气虚弱，脾失运化，津液被灼，出现肺脾两虚的症状，说明瘰疬多与肺脏有密切关系。实证、热证较少见，在临床治疗时，视其虚实而行补泻手法，手法适当，收效则速。

中 风 论

《内经》云:风为百病之长,善行而数变。风之中人,外因为真中风,内因为类中风。有由痰热内胜,外卫不密邪乘虚入;有因体肥湿溢,腠理不密,气道壅塞,为邪所中。有由于气虚风渐,肢体麻木,拖延日久,忽然暴发的,其诱因虽然不同,而由于卫阳失固,邪从虚入则一。轻则中于经络,重则入于脏腑。

《金匮要略》说:"夫风之为痛,当半身不遂,或但臂不遂者,此为痹也。"又说:"寸口脉浮而紧,紧则为寒,浮则为虚,虚寒相搏,邪在于络,肌肤不仁,邪在于经,即重不胜,邪入于府,即不识人,邪入于脏,舌即难言,口吐涎。"

以上这两条经文,前者指出半身不遂是中风后遗症,应和臂不遂的痹证分别清楚。后者用经络与脏腑,说明深浅层次,以及病害部位和轻重程度,以中络中经病势浅而轻,中腑中脏病势深而重。较比《内经》叙述中风症状有系统,而且更具体,后代医家多宗此说。

《千金要方》说:中风大法有四。一曰偏枯,二曰风痱,三曰风懿,四曰风痹。

偏枯者:半身不遂,肌肉偏枯不用而痛,言不变,志不乱,病在分肉之间。

风痱者:身无痛,四肢不收,志乱不甚,言微可知。

风懿者:奄忽不知人,咽中塞窒窒,舌强不能言,病在脏腑。

风痹,湿痹,各有症候,形如风状,得脉别也。

孙思邈指出中风痹虽有形，如风状而实与中风绝不相同。文中虽没有将风痹症描写出来，但提出得脉别也。

症　　状

患中风的人，多是体胖，项短肩宽，贪食烟酒肥肉，平素即有气促痰胜，睡有鼾声，一旦病发。

中络症状：面颊麻痹，口眼㖞斜，口漏水，眼流泪闭不上，颊塞饭，甚则项强，耳鸣。

中经症状：半身肌肤麻木，动作无力，上重下轻，脉象浮缓或微数，舌苔薄白。

中腑症状：现半身不遂，右边多有妨碍语言，左边多是言语正常，可是便溺阻隔，饮食失常则同，舌苔黄淡，脉象强硬或滑数。

中脏症状：神昏不语，左瘫右痪或遗尿，口吐涎，还可挽救。若精神萎顿，面色赤而黧黑五绝毕现，如口张脾绝，眼合肝绝，撒手心绝，遗尿肾绝，喉中如拽据肺绝，脉象滑散或伏涩，生命危殆，即属不治之症。

辨　　证

中脏腑：分闭脱两种类型，二者均是猝然昏倒后，即神志不清，不省人事，㖞僻偏废。

闭证：口噤面色赤，两手紧握，大小便阻闭，气粗，脉象弦劲，滑实的为闭证，即是实证。

脱证：眼合口张，两手撒开，遗尿，汗大泄，鼻鼾，脉象微细，亦是虚证，为不治之症。

中经络：多无跌仆昏迷现象，或跌仆后昏迷已醒，只见口眼㖞斜，半身不遂，语言謇涩等症状。

论　　治

一、中脏腑

闭证:用针法宜开窍,泄热,降痰为主。

脱证:用灸法宜固脱,回阳为主。

二、中经络:针灸并用之

1. 半身不遂:应以调气血,通经络为主。

2. 口眼㖞斜:应以活络散风,解表为主。

用　　穴

一、闭证

先用锋针刺百会;手十二井穴或十宣穴点刺出血;后用毫针刺水沟,风府,颊车,合谷,太冲,丰隆,劳宫,均用泻法。涌泉用补法。

二、脱证

先灸神阙穴,用炒盐填平,然后再灸气海穴,关元以上二穴均用大艾炷,各灸数十壮至百壮,以肢体温、脉现为度。

三、半身不遂

肩髃,曲池,合谷,环跳,风市,阳陵泉,绝骨,昆仑,太冲,先针无病手足,后针有病手足。

四、口眼㖞斜

大椎,风池,翳风,地仓透颊车,迎香,曲池,合谷,太冲,针未㖞之面侧。

手 法

补其不足,泻其有余,留针30分钟。

穴义简释

十二井穴:调理脏腑及十二经脉,用以通经络,开关窍,收效最为敏捷。

十宣穴:用以泻热,通闭之法。

水沟:用以开关解噤,通阳安神。

风府:可搜舌本之风,能愈舌缓不语。

颊车:为手阳明大肠经之标穴,口颊牙车的主要机关,所以它能解口噤,口歪,落颊风。

合谷:太冲、二穴名为四关,合谷属阳主气,太冲属阴主血,正成其虎口、冲要之名,所以配合起来,它能行气血,以通达四肢,开关窍,可搜表里之风。

丰隆:为足阳明胃经之络穴,别走足太阴,其性能,通便降痰。

劳宫:性清善降,擅长能清胸膈之热,导火下行。

涌泉:补肾益水,可以制火之有余。

神阙、气海、关元:三穴都是人身元气之根本,灸之能大补元气,回阳固脱。

肩髃、曲池:二穴皆属手阳明大肠经之穴,大肠为肺之腑,有调理肺气之特效,尤妙在肩髃,卧针有舒通之象,而曲池更是走而不守,善能宣气行血,搜风逐邪。

环跳、风市、阳陵泉:三穴皆属足少阳胆经之穴,其性能舒通宣散,善能理气调血,风市驱风祛湿,而阳陵泉又为筋之会,尤有舒筋利节之功。凡中风偏枯不遂,诸痹不仁,以及筋挛胯痛痿废等症,功能独擅。

绝骨:又名悬钟,又为髓之所会绝骨,它能通调脑脊髓,治中风足不任地。

昆仑:善治足腨肿胀,不能履地。

大椎:为手足三阳督脉之会,性能散风解毒,颈项强痛,寒热疟疾。

风池:能清头项之风,头晕目眩,偏正头痛,落枕风,项筋痛而不能扭转。

翳风:为手足少阳之会,主治耳聋耳鸣,中风口眼㖞斜。

地仓、颊车:二穴皆属足阳明胃经之穴,又是手足阳明、阳跷之会。主偏风口㖞,目不得闭,颜面麻痹,若地仓透颊车,一针贯半面经络皆通,风邪尽去更有奇效。

迎香:为手足阳明之会,主治中风,鼻塞,不闻香臭,偏风口㖞,鼻㖞面浮肿,风动如虫行。

预防中风之灸法

《医门法律·中风论》云:中风一症,动关生死安危,病之重大,莫过于此。患中风病者,多在中年以上,一旦犯之,则将高深之学识,精巧之技能,毁于顷刻之间,虽有幸的活命亦成残废无用之人。《内经》上说:上工不治已病治未病。因此对于危害人身健康的中风病,有研究解决之必要。《素问》说:贼风虚邪避之有时。《灵枢经》云:圣人避邪,如避矢石,良工知禁之,圣哲知避之,凡中风者,必先有征兆之感,如觉手大拇指及次指,麻木不仁,或手足不用或肌肉蠕动者,三年内必有大风之至。《乾坤生气论》云:中风预防之理,当节饮食,戒七情,远房事,此为至要者也。《针灸大成·治症总要·中风论》说:但未中风时,在一两个月前,不时足胫上发酸重麻,良久方解,此将中风之兆候,即应急灸足三里穴,绝骨四处各三壮,灸令逐祛风气,自疮口出,如春交夏时,夏交秋时俱宜灸,常令两足有灸疮为妙。但人不信此法,饮食不节,酒色过度,即卒然而得中风病。王明伦《医杂论著》说：风病可灸，灸火自上而下。《乾坤生气论》云：夫气虚风入，而为偏上，不得出下，不得泄真气为风邪，所陷故宜灸。又《内经》云：陷下者，则灸之是也。

以上各家所说，都是古代运用艾灸疗法预防中风症的经验总结。同时说明灸疗，一定要发灸疮，方能起到预防中风之功效。

中医诊断简要

中医诊断病法,首要四诊八纲。四诊,望、闻、问、切。八纲,阴,阳,表,里,寒,热,虚,实。《内经》诊病用望,问,切三诊,没有闻诊。我(王乐亭)体会因为,一是闻声,闻听病人的声音,高低、粗、细;二是闻味,闻病人的口味,以及大便、小便的气味,在临床上不实用,也不重要,我在临床也不用。

我根据《内经》诊断病的三诊所说:

望诊:看病人的形态、气色,就知道病情,这叫做“明”。

问诊:通过询问而知道病苦的部位叫做“工”。

切诊:按切脉象,能知道病源的叫做“神”。

按这三诊能得到明、工、神的程度,内中自然确定八纲的情况了。

一、望诊

中国人是黄种人,脑力劳动者面黄微白,体力劳动者面黄微黑。面上分定五脏部位,面上之脏额为心,鼻为脾土是其真,左腮为肝右为肺,承浆为肾居下唇。看面色知道哪脏病,额颜赤者为心病,眼面青者为肝病,鼻面黄者为脾病,颧面白者为肺病,颧颏黑者为肾病。

看面色和部位知善恶

天庭与额中,司空及印堂,额角方广处,有病定吉祥。青黑惊风恶,体和润泽光,不可陷兼损,唇黑更难当。青甚须忧忌,昏暗亦堪伤。此是注意地,医师细参详。

看形色知五脏恶候

心：面黧肩息直视看，又兼掌肿没纹斑，
　　狂言乱语身闷热，一日之间难保全。
肝：面肿苍黑舌卷青，四肢乏力眼如盲。
　　泣出不止是肝绝，八日应当有灾殃。
脾：脐跌肿满面浮黄，泄痢不觉污衣裳，
　　肌肉粗涩兼唇反，一十二日入膏肓。
肺：口鼻气出不复回，唇反无纹黑似煤。
　　皮毛焦干爪枯折，途程三日命难培。
肾：面黑齿疼不认人，自汗如水腰折频，
　　皮肉燥涩发无泽，四日应知寿不存。

看三余知心肝肾强弱

余是富余，就是内脏多出来的东西，反映于外，心主血脉，头发是血之余，心强头发黑粗光密，心弱头发细黄干稀。

肝主筋膜，爪甲是肝之余，肝强爪甲厚凸红润，肝弱爪甲落凹白裂。

肾主骨髓，牙齿是骨之余，肾强牙齿短而齐整，肾弱牙齿长且歪斜。

看舌质舌苔就知道病情

无病舌，质淡红湿润，有许多小颗粒，或有薄白苔。

舌质淡红，心脾气血虚。淡红而干，胃中津气两伤。鲜红，热盛亦主阴虚。尖红主心热，边红肝热。深红又名绛色，热入营分。纯绛，心包大热。绛有红点，热毒入心。绛而光亮，胃阴大伤。绛而中心干燥，心胃火盛。绛而干萎，肾阴衰竭。蓝色，气血两亏。黑色，肾水亏损。灰黑，病邪直中阴经。青紫滑润，直中肝肾。紫而晦暗，瘀血蓄积。

舌苔：

薄白而滑：外感风寒。厚白而燥，发热恶寒。

白滑粘腻:内有湿痰。白如积粉:温邪甚重。

白苔如碱:胃中宿食。

白苔底绛:湿热内伏。

中白边红:风热入肝。

尖白根黄:表邪入里。

舌苔淡黄:邪初入里。

苔黄而厚:阳明热盛腹胀痛。

苔黄而干:胃热已盛。

深黄滑腻:湿热交阻于中,症现脘闷呕噁、二便不利。

舌灰根黄:热传厥阴,兼腹有停滞。

黄燥苔生黑刺或中有裂纹:热结已深,阴气均耗,脐腹胀满硬痛,急用泻法。

黑苔而润:下部虚寒。

黑苔而燥:热结下焦宜泻。

灰黑苔干:热邪传经。

中黑边白:表里虚寒。

王旭高《夜话录》:舌前半无苔,后半有苔、阴阳不交。舌一边有苔,一边无苔,营卫隔绝。

我在临床上见过:舌一边薄白苔,或无苔,一边苔厚微黄,或滑腻,多是肝炎患者。右肋下多有痞块,乃为肝气郁结所致。或肝肿下垂。

二、问诊

主要为了解病人的痛苦情况,自觉症状,和疾病发生的经过,生活习惯,家庭环境,以及职业劳动不同等问题,作为疾病诊断依据。

问诊时应具有的态度:对病人要和霭可亲,庄重自然,不应嬉笑轻佻。更不应傲慢。

张景岳十问篇的要点和诗词

一问寒热二问汗　　三问头身四问便
五问饮食六问胸　　七聋八渴须当辨
九问旧病十问因　　再兼临床参机变
妇人必须问经期　　迟早崩漏皆可见
再添数语问儿科　　天花麻疹当占验

皇甫谧问诊说明要点

问诊:为察明阴阳的虚实,脏腑的寒热,疾病所生,辨认分明,治即无误。

一问寒热:问其内外之寒热,以辨其在表在里。人伤于寒,则为病热,凡病身热脉紧,身痛头痛,邪闭皮毛,所以拘急发热。

二问汗:凡表邪盛的必无汗,若有汗即邪随汗解除,已无表邪,热退身凉。如有邪在经,其汗在皮毛。非真汗,有得汗后,邪虽稍减,但未尽痊,尤有余邪,不可因汗即无表邪,再依脉症而详察之。

三问头身:问其头为察上下,问其身可察表里。头痛者邪居阳分,身痛者邪在诸经。前后阴阳左右可辨,有热无热内外可分,但属表邪可散而愈。内热头痛,别无身热恶寒的表证,此热于上病在里。阴虚头痛,发无定时,是酒色过度,或遇劳苦,或逢情欲,其痛则甚,非补不可。头痛亦有阴寒在上,阳虚不能上达而痛甚者,必恶寒呕哕,六脉沉细而微,是阳虚头痛。

四问二便:二便为一身之门户,无论内伤外感,皆当察二便,以辨其寒热虚实。前阴通膀胱之道,其利与不利,热与不热,可察气化之强弱。凡患伤寒而小便利者,以太阳之气未剧,乃是吉兆。后降开大肠之门,其通与不通,结与不结,可察阳明之虚实。凡大便热结腹中,坚满,方属有余通之可解。若新近得解,不甚干结,或旬日不解全无胀意者,便非阳明实邪。仲景说:大便先硬后溏者不可攻。

凡病人小便黄,即认为是火,不知人逢劳倦,小便即黄,焦思多虑小便亦黄,泄痢不期小便亦黄,酒色伤阴小便亦黄。设非有淋或痛热症并兼,不可因黄就是火。若小便清利者,知里邪未甚。小便渐利气化可知。气化不调则小便不利,医者当知。大便通水谷之海,肠胃之门户,小便通气血之海,冲任水道之门户,二便皆主于肾,本为元气之关。

五问饮食:一可察胃口之清浊,二可察脏腑之阴阳。病因外感其饮食不断,知邪未入脏,其恶食不恶食者可知。病因内伤其饮食异常者,辨其气温有喜恶,其发冷发热者可知,其喜温热者,知阴脏之宜暖,其好寒冷者,知阳腑之可清。

六问胸腹:胸即膻中,上连心肺,腹即中脘通胃肠与脏腑。胸腹之病甚多,难以尽述。在临床问其胸腹胀满,不可用补。若不胀满,则不可攻。胀满亦有轻重,重者胀闷堵塞,此实邪得攻;轻者不欲饮食,不知饥饱,食不知味,似胀非胀,中空无物,乃是痞气非真满。

七问妇女:经期每月行经一次为正常,若有病就发生异常了。当有赶前和错后,或多和过少,或闭止,或崩漏,或痛经。更要问明已婚未婚,有孕无孕,胎前产后,生育情况。大抵月经赶前多属血热,月经错后多属血寒,前后无定的气血两亏。肝脾不调,经前腹痛,为气滞血瘀。经后腹痛,为气血两虚。崩漏为冲任虚损。

八问小儿:是否出过麻疹,是否生过别的病,他母亲怀胎时生过什么病,他母亲生产时是否足月,详细追问,方为妥当。

三、切诊

我对诊脉参考书籍，摘要如下：黄帝内经素问、扁鹊难经、王叔和脉经、高阳生和崔嘉彦脉诀、李濒湖脉学等。

脉是血脉，即是血液流动的血管，根本在肾，生长在胃，血行脉中，气行脉外，血不自行，随气而至，气如风箱，血如波澜，气血和平，脉搏正常。

寸关尺定位的理由

人的脏腑十二经皆有动脉，为什么单取手太阴肺经，因为肺是五脏之长，又为华盖，在八会之中，脉会肺经太渊，寸关尺之名由是而定。在鱼际穴后一寸是太渊穴，定为寸部。诊脉时必先用中指摸腕后高骨，此处是定脉的部位之关键，就把它定为关部。关后尺脉的地方距离尺泽穴一尺定为尺部。把寸关尺三部以三指横排为二寸，正符合从太渊至尺泽距离一尺二寸之尺度。

脉分三部九候：寸、关、尺为三部，每部取浮、中、沉三候。三三就是九候，每候都以五动为准则，候是详细审察。

反关脉：原部位脉没有为经虚，在腕侧上阳溪、列缺穴位搏动为反关脉，为络实。有一手反关，有两手反关，有平时反关，也有病时反关。

无脉症：若诊手脉正反关部都没有，再诊足脉，肝经太冲动脉，还可以治疗，肾经太溪脉动，此处如同树有根。胃经冲阳脉动，表现还有胃气存。若三部脉都不动，症有危险。不可再用针灸，免出事故。

前贤在诊断上所定部位分析取舍

《脉经》《脉学》都说：左尺为肾，右尺为命门，肾属水，主精血，为真阴。命门属火，主气火，为元阳。右肾为命门的学说,我认为是暗指心包和三焦,因为心包和心最接近,心为君主之官,心包为臣使之官,心为君火,心包当为相火,三焦又为阳气之父。医书有说:肾为胃之关。我体会就指的是右尺肾。因为右关胃比如饭锅收的水谷,右尺肾比若炉灶,若炉灶没有气火,饭食就不能腐熟。水谷转化精微以养全身,关系人的生命,故此把它叫做命门。

《脉学》说:左寸为人迎,右寸为气口,左大顺男,右大顺女,男子尺脉恒虚,女子尺脉恒盛,关前为阳寸,关后为阴尺,男子属阳性,女子属阴性。所以男子寸盛尺虚,女子寸虚尺盛。这种规定是合情合理的,合乎实用应当采纳。

还有说:人迎主外感病,气口主内伤病。脖项动脉为人迎,左右手六部都为气口。诊人迎脉就得摸病人脖子,这样似乎不大严肃。诊气口脉就得把六部脉都摸到,这样大杂烩的诊断无法分辨。脉学还有把小肠脉定在左尺,把大肠脉定在右尺,两寸形成孤脏没腑了。也就没有阴阳表里了。两尺又多一腑,势成寸尺两部都乱了套了。这些定法学说不合情理。都是不可取的。

天干地支分布脏腑十二经

十天干:甲、乙、丙、丁、戊、己、庚、辛、壬、癸。用子午流注法,逐日按时定穴,在手不过肘,足不过膝,井、荥、俞、原、经、合。六阳经每经有原穴用六穴,六六三十六穴。六阴经无原穴以俞代原用五穴,五六三十穴,共用六十六穴分定十二经。

歌诀:甲胆乙肝丙小肠,丁心戊胃己脾乡。庚属大肠辛属肺,壬属膀胱癸肾藏。三焦亦向壬中寄,心包同归于癸方。天干由胆经始至心包经终。

十二地支:子、丑、寅、卯、辰、巳、午、未、申、酉、戌、亥。每日昼夜二十四小时,人的气血昼夜循行周身十二经。每两小时流注一经。由寅时肺经始至丑时肝经终，寅时从上午三点至五点，以下类推，如肺病到寅时必咳嗽，每经病到时必有反应。

歌诀：肺寅大卯胃辰宫，脾巳心午小未中，膀甲肾酉心包戌。亥三子胆丑肝通。

按我的经验把两手寸关尺分配脏腑十二经，左寸心和小肠，左关肝和胆，左尺肾和膀胱，右寸肺和大肠，右关脾和胃，右尺心包和三焦。

左右寸关尺正常脉

左寸浮大而散，左关端直弦长，左尺沉实而濡。右寸浮涩而短，右关轻柔和缓，右尺沉实而滑。

四季正常脉

春季脉微弦肝经当令，夏天脉微洪心经当令，长夏脉和缓脾经当令，秋季脉微毛肺经当令，冬季脉微石肾经当令。这个微不作微弱解而是作柔和解，柔和就是有胃气，长夏就是夏秋相交之际，浮而轻虚为毛，沉而有力为石。

医者在诊脉时，先要调整自己呼吸。脉象必须多实践多体会，详细审辨，再定病情。脉一动为一至，诊脉至数定吉凶，分述如下：

一呼一吸为一息，一息四至号平和。
再加一至皆平脉，一息五至亦无疴。
二败三迟冷危困，六数七极热病多。
八脱九死十归墓，十一十二绝命说。
三至为迟一二败，两息一至死非怪。
迟冷数热古今传，难经越度分明载。

看表诊脉：五十动上下为迟脉，六十动上下为缓脉，七十动上下为平脉，八十动以上为数脉。一息脉行六寸，以四至为则，昼夜一万三千五百息。脉行八百一千丈。

先述说七表八里脉和主病

浮芤滑实弦紧洪，七表还应是本宗，
沉微缓涩迟并伏，濡弱相兼八里同，
浮风芤血滑多疾，实热弦劳紧疼牵，
洪热微寒脐下积，沉应积气缓肤顽，
涩则伤精阴血败，又闻迟冷伏相干，
濡多虚汗偏宜老，弱是阳虚骨髓酸。

诊察伏脉重按至骨才觉搏动

伏脉病因，阳热外逼，阴寒内伏，又伤于饮食所得类似霍乱。寸伏胸闷欲吐又吐不出，关伏腹痛吐泻，尺伏小腹硬痛而泻。

四总脉象主病

浮：有力为风，无力为虚，轻手按皮上得之属表，外得病。

沉：有力为积，无力为气，重手至筋得之属里，内得病。

迟：有力为病，无力为冷，中按至肉方见，一息三至属阴。

数：有力实热，无力虚热，浮中沉皆可见之，一息六至属阳。

四总脉中各蕴三脉

浮：按之不足，举之有余，重按乃散，轻按乃得，在人为肺，在时为秋。

芤：浮而无力，如按葱叶，上下有，中间空，指下成窟，是为脱血之象。

洪：浮而有力，来盛去衰，又称大又象钩，在人为心，在时为夏。

实：浮而长大，实而无力为洪，洪而有力为实，实脉多是伤食便秘、热证，浮中沉皆有。

沉:举之不足,按之有余,轻按不见,重按乃得,脉行筋间。

伏:沉而至骨,重按着骨指下才动,脉行骨上又称石,在人为肾,在时为冬。

微:沉而似有似无,极细而软,按之欲绝,脉诀说:发中日久为白带,漏下多时骨亦枯。

弱:沉而无力柔细极软为弱,这是精血亏损,又是气血两虚之脉象,病后或白发老人见之顺,若平人少年见之逆。

迟:一呼一吸三至,来去极慢,为阴寒冷疼之病。

缓:一息四至,稍快于迟,来往柔和甚匀,如微风轻飐柳梢,在人为脾,在时为长夏。

涩:迟而极迍,如轻刀刮竹之状,往来难,如雨沾沙,女人非孕无经,男子腰酸腿软。

濡:迟而无力,浮而柔细,如棉在水中极软,重按之随手而没之象。

散:一呼一吸六至,来去极快,为红肿灼热之病脉象。

紧:数而有力,左右弹人手,如转索切绳,紧是热为寒束之脉象。浮紧为轻,沉紧为牢。

弦:数中有梗,如按筝弦,从中直过,挺然指下,端直而长,在人为肝,在时为春,寸弦头痛,尺弦腹痛。

滑:数而流利,如荷叶上水珠之状,往来展转如豆。滑主温疾,肾脉宜之。

寸脉主上焦头痛项,胸膈之病

浮:头痛项强,面肿牙痛,口眼歪斜,颜面痉挛。

沉:胸膈痞满,咳嗽气急,打嗝吐酸,不思饮食。

迟:呕吐凉水,不入水谷,虚汗疲惫,喜暖怕冷。

数:烦躁不安,咽喉肿痛,口舌生疮,口渴引饮。

关脉主中焦肩背肚腹之病

浮:两肩拘急,不能抬举,肩背疼痛,或酸麻木。
沉:胃痛腹胀,胸闷上下关膈不通,不思饮食。
迟:痞块腹痛,上下攻串刺痛,翻胃吐食,便秘。
数:舌干口渴,恶心呕吐,肠炎泄泻,咽喉肿痛。
尺脉主下焦腰腿二便之病
浮:腰腿酸麻,阴茎肿痛,大小便不通。
沉:脚气肿痛,两腿肚转筋,小便频数。
迟:小腹凉痛,外肾肿坠痛,大便泄泻。
数:大便闭塞,小便不通,肾炎,燥渴。
五脏脉浮沉迟数主病
肝:浮数患风筋即抽,浮迟冷眼泪难收。
　　沉数背痛多怒气,沉迟不睡损双眸。
心:浮数头痛热梦惊,浮迟腹痛胃还虚,
　　沉数舌强并乱语,沉迟气短力难成。
脾:浮数龈宣出盗汗,浮迟胃冷气虚膨,
　　沉数热多并口臭,沉迟腹满胀而疼。
肺:浮数中风兼热闭,浮迟冷气最难禁,
　　沉数风痰又气喘,沉迟气弱冷涎侵。
肾:浮数劳热小便赤,浮迟重听梦遗精,
　　沉数腰痛生赤浊,沉迟白浊耳频鸣。
五脏脉不分左右三部俱同主病
肝:三部俱弦肝有余,目中疼痛苦难题,
　　怒气胸满常欲叫,翳蒙瞳子泪如渠。
心:三部俱热心中热,口舌生疮唇破裂,
　　烦躁狂言语无伦,饮水百杯终不歇。
脾:三部俱缓脾家寄,口臭胃翻常呕逆,
　　牙痛龈肿浊气缠,寒热时时少心力。

肺:三部俱浮肺中风,鼻流清涕唾稠浓,
　壮热恶寒皮肉痛,嗓干咽喉肿还痛。
肾:三部俱迟肾脏寒,皮肤燥涩发毛干,
　夜梦颠倒时入水,醒来情思却无欢。

五脏浮脉主病

肝脉浮:中风瘫痪,筋挛面肿,
　牙疼目痛,肠风下血。
心脉浮:触事易惊,神不守舍,
　语言错乱,舌强不语。
脾脉浮:脾虚腹胀,不进饮食,
　上气喘息,泄泻无度。
肺脉浮:怕冷身热,周身无力,
　咳嗽气短,大便风秘。
肾脉浮:腰背刺痛,小肠疝气,
　腿足生疮,尿血涩淋。

五脏沉脉主病

肝脉沉:急怒伤肝,胁满气疼,
　两目昏花,胸腹胀痛。
心脉沉:小便淋漓,吐血胸痛,
　心烦不宁,寤而不寐。
脾脉沉:中满不食,痞气色黄,
　目闭贪眠,手足不仁。
肺脉沉:肺气上逆,咳嗽痰喘,
　呕血吐血,肺肿息奔。
肾脉沉:气滞腰痛,小便淋闭,
　阴茎作疼,腹胀奔豚。

五脏迟脉主病

肝脉迟：筋急拘挛，两目昏花，
怒气填胸，疲倦嗜卧。
心脉迟：小便频数，心疼吐血，
惊悸怔忡，伏梁脐痛。
脾脉迟：饮食不化，肚腹绞痛，
上吐下泻，喜暖怕冷。
肺脉迟：咳吐白痰，大便溏泄，
皮肤干燥，气息短凉。
肾脉迟：小便淋白，夜梦遗精，
腰酸腿软，阴寒久积。

五脏数脉主病

肝脉数：目疼生疮，多泪红肿，
头风疼痛，耳鸣眩晕。
心脉数：烦渴狂言，舌上生疮，
小便赤涩，两目皆痛。
脾脉数：口臭翻胃，龈肿牙宣，
多食不饱，四肢酸懒。
肺脉数：咳嗽吐血，喉肿目赤，
大便秘结，面生痤痱。
肾脉数：口渴引饮，小便淋血，
下炷脚疼，肾囊湿痒。

诊断妇人妊娠脉象

妇人手少阴脉动甚妊子也。

寸微关滑尺带数，流利往来并雀啄，
小儿之脉已见形，停经腹胀必不错，
气旺血衰定无妊，血旺气衰应有体，
滑急不散胎三月，但急不散五月里，

汗出不食吐逆时，身热目乱无病苦，

弦紧牢实滑者安，迟细微弱归泉路。

妊时何月何经养胎婴儿所生何部

一月是足厥阴肝经养胎 主生血胚

二月是足少阳胆经养胎 主生精膏

三月是手少阴心经养胎 主生五脏心包

四月是手少阳三焦养胎 主生六腑

五月是足太阴脾经养胎 主生四肢

六月是足阳明胃经养胎 主生筋骨口眼

七月是手太阴肺经养胎 主生皮肤毛发

八月是手阳明大肠养胎 主生九窍

九月是足少阴肾经养胎 主生经络续缕

十月满足人神全备 但俟时即生产

诊妊娠脉：左脉大是男胎，右脉大是女胎，左右都大是双胎。

如妇人怀胎期间患病，问她怀胎几个月，按本月养胎之经详细诊察病因，确定治疗。方为妥当。

内伤七情脉象

喜伤心脉虚，怒伤肝脉濡，忧伤肺脉涩，思伤脾脉结，悲伤心包脉紧，恐伤肾脉沉，惊伤胆脉动。

脉象分别情况

小儿在四五岁时脉数，少壮人的脉多大，衰老人的脉多虚，胖人的脉多沉，瘦人的脉多浮。南方人的脉多软弱，北方人的脉多坚实，酒后之脉多数，饭后之脉多洪，久饥之脉多空，远行之脉多急。以上这些脉象都为平脉。

揆度奇恒

揆：是切求其脉理，触悉病原。度：是得其病处浅深。奇：

是奇怪之病。恒:是常见之病。我们诊察疾病,先要明确生理正常,才能认识病理反常,就是以不病调病人。

察色按脉,先别阴阳,阴阳无谬,治焉有差。

阴阳在诊断上的运用

阴证:

望:面色㿠白　身寒喜温

闻:声低气怯　静而少言

问:不烦不渴　溲白便溏

切:沉、细、微、涩

阳证:

望:面红目赤　身热喜冷

闻:声高气粗　烦而多言

问:口渴引饮　尿赤便秘

切:浮、大、滑、数

七部绝脉又名命脉

解索:脉来在筋肉上数动,散乱不复聚,如解散丝缕之象,是肝绝脉。

鱼翔:脉来如鱼浮水面,头不动尾缓摇,悠然沉没之象,是心绝脉。

雀啄:脉来四五动而歇,歇而再来,如鸟啄食之象,是脾绝脉。

釜沸:脉来如开锅,锅内水滚翻花,又如风吹毛动之象,是肺绝脉。

弹石:脉来如弹石,劈劈撞指硬且急,如指弹石坚硬,是肾绝脉。

屋漏:脉来半刻一动,如屋漏水良久一漏,落地四外溅起水点之象,是胃绝脉。

虾游:脉来如虾游水中,静中忽一跃,苒苒不动,督然惊撞而去,是大肠绝。

匡者:上知天道,下知地理,中知人事,诊道始备。

脉有浮沉迟数　病有风劳气冷

症有寒热虚实　治有汗吐下补

针有兴抑通除,灸有吹自泻补

附注:

天道:虚阴,艳阳,风雨。

地理:春,夏,秋,冬,气候。

人事:老幼,职业,环境。

针有:兴奋,抑制,通塞,除血。

灸有:口吹火灭是泻实热疼痛,

自行火灭是补虚寒麻木。

针灸规律方式和补泻手法

针灸是我国劳动人民几千年来同疾病作斗争中产生出来的，经过长期的实践积累，并经过历代医家不断发掘，整理，提高，总结经验，形成了一个具有系统理论的、完整的、独立的一门科学。

历代医学家在从事临床过程中，企图在针刺中通过运用不同的手法操作，达到“补虚泻实”的目的。因此历代医籍中对手法的论述极丰富，从事针灸工作的人对手法问题极为重视。但由于各书记载名目繁多，理论又深奥，对后世学者在掌握上确是一个极大的困难。这是由于在长期的封建社会里，社会的限制，玄学思想的影响，在创立手法中，有的确实在临床运用时易于掌握，疗效提高，但亦有的手法在临床应用时复杂，掌握困难，说明了在各种手法中渗透着唯心观论和唯物辩证法的两种思想。

补虚泻实是针灸治疗总的纲领，在临床上掌握这一原则是十分重要的一个环节。由于手法多种多样，学习、掌握及心得体会因人而异，因此形成了不同的学派。近年来对这个问题，医刊、杂志上发表了很多不同见解和剖析其原理机制和研究的论述，这对针灸事业的发展有着积极的促进作用。

今将我的几点体会叙述如下。

一、对针灸手法的认识

针灸是对穴位的一种刺激，通过经络的反应达到调气血和阴阳的目的。正如《灵枢・根结》篇云：“调阴与阳，精气乃光，合形与气,使神内藏”。说明针灸的作用,以调整人之机体功能的盛衰,阴阳平衡,脏腑和调,精气神即能充沛,从而达到治疗疾病的目的。但因病人的体质不同,阴阳之气有盛有衰,故施术时得气的速迟亦不一致。重阳之人,针下反应很敏捷。阳中有阴之人,针下反应比较迟缓。阴阳平衡之人,针下反应能够适时而至。阴多阳少之人,得气很慢,甚至针后方有反应。还有在针过几次后才能产生反应,还有的患者在针后产生不良的反应,也有针后病情更趋严重的。出现这些情况,主要是对疾病的性质认识不够清楚,因此在辨证方面也就不够明确,所以在施述手法上,补泻运用上就不够正确了。还有可能起到虚虚实实的作用,这都是医生技术上的过失。所以说针灸的手法在操作技术上,与疗效有密切的关系。对针灸疗法,我们不但要掌握经络原理,脏腑辨证,治疗法则,取穴正确,配穴恰当,还要手法精通,灵活运用,这是对疾病奏效的关键。因此说针是治病的条件,操作手法得当才能达到治病的目的。经穴是治病的根据,临床运用适当与否,就看其疗效如何了。

总之手法不外有补泻迎随,平补平泻,在理论上都描述的很透彻,很精妙。诸书记载名目繁多,如烧山火、透天凉、龙虎交战、青龙摆尾、白虎摇头、子午流注等,不下数十种。在运用上各代医家所取不同手法,在施术时实行补泻。补泻是其中的一部分内容,早在《内经》一书中就有徐疾、提插、捻转、呼吸、开合、迎随等补泻手法。运用于临床,以期达到调整机体盛衰之目的。

《灵枢·胀论》篇云:“当泻则泻,当补则补,如鼓应桴”。但在临床应用时,是否掌握的恰到好处,达到补泻的目的和如何体会到补泻的要领,在这方面有我以下看法。

(一)针刺深浅的问题

针刺深浅，是针灸医生必须重视的，早在《内经》中已有详尽的阐述，如《灵枢·逆顺肥瘦》篇云："年质壮大，血气血充盈，肤革坚固，因加以邪，刺此者，深而留之……瘦人者，皮薄色少……血清气滑，易脱于气，易损于血，刺此者，浅而疾之。……婴儿者，其肉脆血少气弱，以毫针浅刺而疾发针，日再可也。"《素问·刺要论》云："病有浮沉，刺有浅深，各至其理，无过其道。……浅深不得，反为大贼"。说明了对病人的体质强弱，年龄长幼，病邪之浅深，以及季节的转变，病得新久，症属寒热，脉象虚实，以及病情的变化，要进行细致的观察，全面的分析，而后决定浅深疾留，方为无谬。要恰如其分，方能达到奏效之目的。如果超越其范围，不问病之虚实，邪之浅深，体质强弱，脉之大小，不掌握刺之深浅度，能深就深，任其行事，不但会造成病情加重，而且还会给病人增加不必要的痛苦。

关于腧穴的刺之浅深度，历代医籍中记载的也不一致。不过我们要掌握基本原则，根据不同的体质、肥瘦、部位、人之长幼、病情、季节等因素，灵活掌握，方能运用自如。运用好手法，掌握好刺激深浅度，甚为重要。如果只遵循古人所说的法度进行施术，不能掌握好深浅的刺激程度，使其刺激不能达到病所，与病的收效关系很大。有鉴于此，强调刺针候气，掌握深浅标准，从而发生酸麻沉胀紧的反应，才能达到使气血随之上下贯通，调和阴阳平衡之目的。因此针刺的深浅必须根据体质、疾病以及穴位的所在部位而定，一般说来头面宜浅，肚腹宜深，胸背宜浅，四肢宜深。但决不能单纯强调某一方面，要全面分析，灵活掌握，方为用之得当。

（二）针刺得气问题

针刺深浅，必须候气，如气不至，助以手法雀啄术，使之气至针下，然后再根据病情施行补泻。但手法掌握到恰如其分实非易事，故《素问·宝命全形论》云："凡刺之真，必先治神，五脏已定，九候已备，后乃存针"。针刺得气，掌握时机，实为基本法则，所谓用补以补不足，用泻以泻有余，使阴阳平秘，以达疗效，守而勿失，极为重要。倘若当发未发，错过时机，补泻又不恰当，实实虚虚，此皆过犹不及，而起相反作用。故手法掌握适当与否，必须由得气方面来体会。在操作者，气至针下时，针下沉紧。如鱼吞钩饵之感觉时，勿失时机，速施补泻手法。在患者的反应，如酸麻沉胀串感，二者配合。如寒证针下多发涩，感受发酸。热证则针下紧结，感觉发胀。虚证则针下松滑，感觉麻木。实证针下顶结，感觉辣痛。施术时手法则根据虚则补之，实则泻之，寒则留之，热则疾之，菀陈则除之，陷下则灸之，不虚不实以经取之的原则。

二、针刺补泻的手法在临床上的应用

我在治疗上采用的是捻针补泻手法。分列如下：

（一）十二经捻针补泻手法

- 手阳明大肠、手少阳三焦、手太阳小肠、足太阴脾经、足厥阴肝经、足少阴肾经——自下往上
  - 补法
    - 左侧针向右转，大指向后，食指向前。
    - 右侧针向左转，大指向前，食指向后。
  - 泻法
    - 左侧针向左转，大指向前，食指向后。
    - 右侧针向右转，大指向后，食指向前。
- 手太阴肺经、手少阴心经、手厥阴心包、足太阳膀胱、足少阳胆经、足阳明胃经——自上往下
  - 补法
    - 左侧针向左转，大指向前，食指向后。
    - 右侧针向右转，大指向后，食指向前。
  - 泻法
    - 左侧针向右转，大指向后，食指向前。
    - 右侧针向左转，大指向前，食指向后。

（二）任督二经捻针补泻手法

任脉 ┌ 补法：皆向左转，大指向前，食指向后。
督脉 └ 泻法：皆向右转，大指向后，食指向前。

捻转补泻手法同时刺针用三进方式，以天地人三部，初步五分，再进一寸，三进寸半，刺到一定深度，则施雀啄手法，以催气引气至针下。如针下沉紧，似鱼吞钩饵之象，患者则觉酸麻沉胀时，即为气已至针下，此时且勿失时机，在操作补时随捻转深入一二分，泻时随捻转提出一二分，在捻转时以捻不动为止，即可达到补虚泻实之目的。

注：总之，捻转补泻手法，手足阴阳十二经，手三阴与足三阳捻转方向一致，手三阳与足三阴捻转方向一致，任督二脉补泻捻转方向一致。

（三）针灸也有先后次序

先针灸身体上部的穴位，后针灸下部的穴位，先针灸中央的穴位，后针灸四旁的穴位，男子针灸先从左侧起，女子针灸先从右侧起，两侧均针灸则先针健侧，后针患侧穴位。

（四）捻针补泻的原理

人身体左侧属阳性，右侧属阴性，阴主升为补，阳主降为补，顺经捻针为升，逆经捻针为降，所以阳侧降为补，阴侧为升是补。必须知十四经之起止，阴阳升降，才能理解捻针补泻之真谛。此种手法对一切的穴位和一般的疾病最为平妥适宜。

歌诀：

捻针手法最相宜，若气缠针莫急移，
浑如搓线悠悠转，急则捻针肉不离。

起针时亦有补泻：

在起针时先左右转捻一下，以松解其针体缠绕的肌肉，而免伤皮肉。补时慢出针，紧闭穴位，不伤正气。泻时紧出针，慢闭穴位，令邪气从针孔出。

三、针刺八式

根据不同的部位及病情，采取不同的刺针角度及方向。

（一）轻刺

左手按穴，右手持针，轻手缓慢巧妙捻针入穴，适应于虚证、体质虚弱的病人。

（二）重刺

重手急快用力而入穴，适应于实证、体质强壮的病人。

（三）立刺

刺营勿伤卫，将针直立刺入穴内。如取任脉经穴，三脘，气海，关元，中极等穴。

（四）卧刺

刺卫勿伤营，将针躺到贴近皮肤刺入穴内，如曲池透臂臑，丝竹空透率谷，地仓透颊车，头维透曲鬓等穴。

（五）仰刺

将针向上刺入穴内，如刺素髎，人中，大迎，廉泉，臂臑，长强等穴。

（六）俯刺

将针向下刺入穴内，如天突，肩髎，肩髃，巨骨，环跳等穴。

（七）横刺

将针横着刺入穴内，如腋缝透胛缝，巨髎透颧髎，阳关透曲泉，阳陵泉透阴陵泉，昆仑透太溪等穴。

（八）斜刺

将针斜向穴位刺入，如丘墟，商丘，列缺，犊鼻，膝关，以及头面诸穴。

四、针刺前的步骤

（一）切脉

《灵枢·九针十二原》云："凡将用针，必先诊脉，视气之剧易，乃可以治也"。在施术前必先对其疾病进行诊察，分析，诊断明确，方能有的放矢。即观察病人体质，肥瘦虚实，诊其脉之盛衰，辨其经之上下，当补则补，当泻则泻。

（二）循按

施针前先扪循其所病之经，即是先疏通经络之气血，使之流畅，其揣其所病之处，即是属于何经、何穴部位，顺其患病处所，用手来回按摩搓揉，如《灵枢·官能》篇云："察其所痛，左右上下，知其寒温，何经所在"。如多年积聚经络闭塞，关节不利，必须先循按，后用针灸，才能达到预期效果。

（三）爪切

循按已行，取穴确定，即以右手拇指爪甲用力掐一下，或掐一十字，叫爪切。能令皮肤麻木，减轻病人痛苦，又能避开血管，起针时不出血。亦可将近穴处之气血宣散，不伤荣卫。又能确定穴位之位置，刺之不谬。

（四）双手配合

《灵枢·九针十二原》："右手推之左手持而御之"。《难经·七十六难》："知为针者信其左，不知为针者信其右"。《标幽赋》记载："左手重而多按，欲令气散，右手轻而徐入也，不痛之因"。我在临床几十年，一直主张双手进针法，两手配合，用力适宜，可达进针不痛而又取穴准确稳妥，这是在临床操作上重要的一个环节。

五、医者态度

我们医务工作者应该严肃认真,态度端正,这与医疗质量是有密切关系的。只有对患者有认真负责的精神,才能求得患者的信任合作,施术时专心致志,正像《素问》告诫我们的那样:手如握虎者,欲其壮也,神无营于众物者,静志观病人,无左右视之也。《灵枢·九针十二原》云:“持针之道,坚者为宝,正指直刺,无针左右,神在秋毫,属意病者,审视血脉者,刺之无殆。”

做为一个针灸医生,施术时好象手如握虎,如临深渊,使精神贯注,操作谨慎,态度端正,是整个治疗工作中的重要规范。在治病时要稳、准、狠。对诊察病人要沉稳,取穴要准确,当刺针的时候要狠。如患者对针恐惧时,要耐心做好解释工作,使患者解除顾虑后方得施术,否则就不能取得良好效果。就是对待起针时,亦是有严格要求的。有的医生虽施针时专心致志,但起针时则毫不用心,草率其事,忽略补泻,随意取拔。这种态度也是要不得的。即是刺针时用补泻,起针时亦应用补泻,才算完成医疗工作全部过程。

治病必知标本生克论

一、肾为先天之本

经云:治病必求其本。本之为言根也。源也。世未有无源之流,无根之木。澄其源而流自清,灌其根而枝乃茂,自然之理。故善为医者,以求其根本。而本有先天后天之分,先天之本在肾,肾应北方之水,水为天一之源。肾何以为先天之本,因婴儿未成,先结胞胎,其象中空一茎透起,形如莲蕊,一茎即脐带,两蕊即两肾,命门即寓两肾中间,水生木,而后肝成,木生火,而后心成,火生土,而后脾成,土生金,而后肺成,六腑随之,四肢乃具,百骸乃全。未有此身,先有两肾,故肾为脏腑之本。

十二经脉之根,呼吸之本,三焦之源,所以人资之为始,故先天之本在肾。枝叶虽枯槁,有根还能自生,所以伤寒必诊太溪,以察肾气之盛衰;更诊冲阳,以察胃气之有无,两脉即在,它脉可不问。治先天之根本,虽有水火之分,命门君主之火,相依而水不相离,若火之有余,缘真水之不足,不能泻火,只补水以治火,壮水之主,以镇阳光。若火之不足,见水之有余,亦不必泻水,就于水中补火,益火之原,以消阴翳。所以说原与主者,皆属先天无形之妙。

二、脾为后天之本

经云:后天之本在脾。脾应中宫之土,土为万物之母。脾何以为后天之本,由婴儿落生以后,即离其先天阶段,从此就要依靠饮食以养其生，一日不食则饥，七日不食则肠胃涸绝而死。

经云：安谷则昌，绝谷则亡。一有此身，以资谷气，谷入于胃，洒陈于六腑，而气至和调，于五脏而血生，而入资之以为生长，故后天之本在脾。上古圣贤见脾胃为后天之本，而著之于脉。经云：有胃气则生，无胃气则死。所以伤寒必诊冲阳脉，以察胃气之盛衰。必诊太溪脉，以察肾气之有无。两脉若在，它脉可不求。

治后天之根本，虽有饮食劳倦之分，复于后天论中发明。东垣《脾胃论》亦有用先天无形者为主，读至人受水谷之气以生，所谓清气，皆是胃之别名。即可见饮食入胃，犹水谷在釜中，非火不熟。脾能化食，全藉少阳相火之无形者，在下焦蒸腐始能运化。故经云：劳者温之，损者温之。正取温养之义，有歌曰：

“见痰休治痰，见血休治血，无汗不发汗，有热莫攻热，喘生勿耗气，精遗勿涩泄，明得各中趣，方是医中杰。”（《医宗必读》）

此真是指明治本之言。

三、治病先后标本

先病为本，后病为标。先逆先寒先热皆指天之六气，从外入内。先病指人之六气，从内而外。客气是天之六气，本气是人之六气。先病而后逆者治其本，先逆而后生病者治其本，先寒而后生病者治其本，先病而后生寒者治其本，先泄而后他病者治其本，必且先调脾胃而后治其他病。先病而后泄者治其本，先病而中满者治其标，先中满而后烦心者治其本，此说明先调脾胃进饮食。客气之病，从外入内，故大小便不利治其标。本气之病,从内而外,故大小便利治其本,就是治其在外之本病。说明必须新陈代谢。发病而有余(邪气胜)先治其本,后治其标;发病而不足(正气虚)先治其标,后治其本。再察间甚,间者并行,即散邪之中兼补正气,补正之内兼散其邪;甚者独行,即邪气独胜,或正气独虚,又当独行其治。先大小便不利,而后它病者,治其本,或者说,急则治其标,缓则治其本。

四、五脏生克

"五行"(金、木、水、火、土为五行)配"五脏"(心、肝、脾、肺、肾)人尽知之,然而生中有克,克中有生,生不全生,克不全克,人未必尽知之。

(一)何以见生中有克

肾生肝也,肾中有火存焉。肾水干枯,肾不能生肝木矣。火水无制,则肾火沸腾,肝木必致受焚烧之祸,非生中有克乎。治法当急补肾中之水,水足而火熄,肾不克木而反生木矣。

肝生心也,肝中有火存焉。肝阴不足,肝不能生心矣。

心中之火为君火也,心包之火为相火也,二火之中各有水焉。二火无水,则心燔灼,而包络自焚也,又何能生脾胃之土乎,火无所养,则二火炽盛,必有燎原之害,此生中有克,不信然乎。治法当补心中之火,以生君火,更当补其肾中之水,以滋相火。水足则二火皆安,不去克脾胃之土,而脾胃之土自生矣。

脾土克水者也,然土必得水以润之,而后可以生金。倘土中无水,则过于亢热,必有赤地千里,烁石流金之灾。治法当补脾阴之水,使水足以润土,而金之气有所资,庶几金有生而无克也。

肺金生水也，金亦必得水以濡之，而后可以生水。倘金中无水，则过于刚劲，必有锻炼太甚崩炉飞汞之忧，不生水而反克水矣。治法当补肺中之水，使水足以济金，而水源有所出，庶几水有生而无克也。

以上五者言生中有克，实有至理，非漫然立论。倘肾中无水，用六味地黄丸大剂与之；肝中无水，用四物汤；心中无水，用天王补心丹；心包无水，用归脾汤；脾胃无水，用四君、六君；肺经无水，用生脉散，举一而可类推之。

（二）何以见克中有生

1. 肝克土，而肝木非土又何以生。然而肝木未尝不能生土，土得木以疏通，土则有生气。

2. 脾克水，而脾土非水又何以生。然而脾土未尝不能生水，水得土而蓄积，则水有根基。

3. 肾克火，而肾水非火不能生。无火则肾无温暖之气，然而心火得肾水以生之，水生火而无自焚之祸。

4. 心克金，而心火非金不能生。无金则心无清肃之气，然而肺金必得心火以生之，火生金而金无寒冷之忧。

5. 肺克木，而肺金非木不能生。无木则金无舒发之气，然而肝木必得肺金以生之，金生木而木无痿废之患。

以上五者，亦有至理，知其颠倒之奇，治病自有神异之效。

（三）何以见生不全生

肾生肝，而不能全生肝木，盖肾水无一脏不取资也。心得肾水而神，明始焕发。脾得肾水精微始化导，肺得肾水而清肃始下行，肝得肾水而谋虑始决断，六腑亦无不得肾水而后可以分布之，此肾经之不全生，而无有不生。

（四）何以见克不全克

肾克火，而不至全克心火。盖肾火无一脏不焚烧，心得肾火而烦躁生,脾得肾火而津液干,肺得肾火而喘嗽病,肝得肾火而龙雷出,六腑亦无不得肾火而燥渴枯竭之证见,此肾经之不全克,而无有不克。

五脏六腑各有水火,因肾为天一所生之水脏,故以肾水为主。肾水主五脏六腑之生化,肾火主五脏六腑之克别,其在生中有克,克中有生之中,各脏皆是火胜水衰,所以形成生其脏者,而反克其脏。总结其治法皆补其本脏之水,壮水以制火为主。其在生不全生,克不全克之中,即有肾水肾火之分。肾水在五脏六腑之中无一不生,肾火在五脏六腑之中,无一不克。可见水火二字,有关脏腑之盛衰,人体之安危,是何等的重要,医者当详察之。

人身脏腑十二经脉　根、结、标、本的定位

经脉所起者为根,经气所归者为结。

入于大经者为本,入于盛络者为标。

根在于下,结在上部,阴标多在背,阳标多在颈面,本在四肢肘膝以下。此论三阴、三阳手足十二经,有根结标本。知患病有时,成病有由,辨病有据,治病有法,先后有序。

十二经根结标本与气血流行

手太阴:根于少商,结于华盖,标在中府、上肺俞,本在太渊。

手阳明:根于商阳,结于扶突,标在颊车,本在曲池。

足阳明胃:根于厉兑,结于头维,标在人迎,本在解溪。

足太阴:根于隐白,结于中脘,标在脾俞、上廉泉,本在三阴交。

手少阴:根于少冲,结于巨阙,标在心俞、上舌尖,本在神门。

手太阳:根于少泽,结于天窗,标在悬枢,本在养老。

足太阳:根于至阴,结于命门,标在睛明,本在附阳。

足少阴:根于涌泉,结于廉泉,标在肾俞、上金津玉液,本在交信。

手厥阴:根于中冲,结于膻中,标在厥阴俞、上天池,本在内关。

手少阳:根于关冲,结于天牖,标在丝竹空,本在液门。

足少阳:根于窍阴,结于听会,标在耳门,本在侠溪。

足厥阴:根于大敦,结于玉堂,标在肝俞,本在中封。

三阳为开,二阳为合,一阳枢转三阴同。开主外感、六气病,合主七情内所生。又有不内外因病,皆属枢关它所能。若遇闭时须用开,若逢败关固合经,若在半表半里病,解除就是用灵枢。

此论三阴与三阳的经脉,有根结标本,知患病有时,成病有因,辨病有据,治病有法,先后有序。太阴太阳者,主表为气胜,主关之开,而开关窍。厥阴为两阴交尽,阳明为二阳合明,主关之合,而为闭脏。少阴少阳为初生之气,主关之枢,而为枢转。此阴阳之六气,内合脏腑,外合六经也。

应司天在泉之气,运行环转不息,而复通贯于地道经水之中,外内出入机转,终而复始,永不停息。经云:根结标本理玄微,内外阴阳六气里,其如开关折,太阴即为膈洞病,太阳即为急暴病。合关折,少阴即为下焦不通病,少阳即为节缓骨摇病。用针者,若不知阴阳大失,气难复取,病即难愈。前贤一再告诫,更穷经脉之根结,依标本刺无不全。此根结之妙理,实针灸之精微,希同道者,切勿忽诸。

论 气 血

人人都知道练气功,是达生延命、保健延年的一种绝妙养生学术。勤习此道的人们,也都熟练的,传述着,怎样调息运气,务使阴阳贯通,气血和谐,炼精化气,炼气化神,练神还虚等等,最高原则。但是气血究竟是怎样生成的?为什么练气功,主要是练气血精神,又如何的练法,才合乎科学要求。我想这些重要环节,不应该知其然而不知其所以然。也就是练气功,首先要明白这个机制,然后才能把气功练好。我不揣愚昧,敢作如下探讨,很希望读者多加指正。

一、气血是怎样生成的

《灵枢·本脏》篇说:"人之血气精神者,所以奉生而周于性命者也。"这句话,已然响亮的指出,人体的成长和性命的生存,完全依靠气血的养护。我们人类,生下来,既有形体的组织,又有精神的活动。形体如同房舍,维护着气血精神的安全存在。气血精神如环无端的营育着形体发育和健康。只有这样,神形相抱,专气若一,才能和自然长期适应,才能与阴阳变化相得益彰。刘河间说:形者生之舍也,气者生之元也,神者生之制也,形以气冲,气耗形病,神依气立,气合神存。《太平御览元示经曰》:夫形者持生具也,非所以生,生乃以素朴为体,以气为元,以神为形,此乃生之宫庭也。由此看来,形和神一时也离不开气血的濡养,哪部分丢掉气血,哪部分就丧失了精神的活动,呈现出死亡。所以珍重养生的人们爱护气血,应如至宝。

（一）什么是气血

气血在人体上如此珍贵，它到底是什么性质的东西？祖国医学在术语上所谈的血，每统指精髓、津液血脉、诸阴而言。例如：温热病，伤阴神昏的症状，明是邪热已灼及脑髓，但在术语上还是说“邪热入营”。用“营”字来代表血分。至于气分呢？也不是专专指着呼吸上，吐纳之气。明代张介宾说：“气之在上者为宗气，气之在中者为中气，气之在下者为元阴元阳之气。气之在脾者为充气，气之在胃者为胃气，气之在外者为营卫之气。我们通过这样的启发，还可以多认识些气，如气在腑者为腑气，气之在脏者为脏气，膀胱气化之为水气，胃脘所出之气为谷气，阴气所化为精气。总的看起来，无非都是气。分而言之，血中所行者为荣气，肾间所蕴者为真元之气，为肾间动气。总的看起来，无非都是气。分而言之，气之在阴在阳，迥乎不同。所以练习气功者，对气血的本质，是应该有一定的认识。

（二）气与血的关系

把气和血相对起来看，气主动，属阳，是走而不守的东西。血主静，属阴，是守而不走的实物。气每无形，血却有形，这是两个绝对不同的东西。若从表面上臆测，它们似乎各有生源，各司其事，是两种在生活上不可缺少的条件，很容易错误的认为练气功不是练血功，而漠视了守一真理，在人体里面，起着异曲同工的作用。它们相互之间“气以血为基，血以气为帅”。血本属静，得气以行，气本主动，得血以济。《灵枢·营卫生会》篇说：“故血之与气，异名同类焉”。一言以蔽之，是精化气，气生神，所以气血是同源的。

（三）对精神气血在生理上的探讨

《内经》说：人始生，先成精，精成而脑髓生，骨为干，脉为营，筋为刚，肉为墙，皮肤坚而毛发长，谷入于胃，脉道以通，气血乃行”。这是具体说明了人生的开始。是孕育在母体之中，禀受父母之精结合而成。在这个基础上，又禀受母体的气血，养育依次，成长着脑髓、骨、脉、筋肉皮毛等。从而发育为健全的胎儿。待胎儿生出以后，必须摄取食物营养全身，维持机体生命活动，因而得到生长发育。所以说各入于胃，脉道以通，血气乃行。显然人的身体形成，先天奉养于后天，先天父母之精，是形体成就的根本。由于精藏于肾，祖国医学就把这种气，称之谓肾气，肾气的满足或是贫乏，对人生的生长、衰老过程中起着决定性作用。因此保养肾气，是养生学术中一个根本问题。

肾主藏精，为一身的根蒂，已如上述，但肾气对全身的密切关系，究竟如何？有必要再进一步明确一下。《难经·第八难》说：“生气之源者谓十二经之根本也。谓肾间动气也，此五脏六腑之本，十二经之根，三焦之原，一名守邪之神”。《三十六难》曰“命门者，诸神精之所舍，原气之所系也。”由此看来藏精，一面是肾中的元阴，一面是肾中的元阳。有元阴之至精，而后生脑髓、延髓、脊髓，为一身砥柱。有元阳之生气，而后脾胃才有动力司化，心肝才有掌握橐钥。

更主要的元阴与元阳结合起来，精能化气，有了足够的精气，才能有充裕的神智，和多能的技巧，所以张介宾说：“精藏于肾，肾通脑”。《内经·灵兰秘典论》说：“肾者，作强之官，伎巧出焉”。练习气功为什么要练气、练元，也正是养正气蓄至精，保护正气，使生气绵绵不息的主要效果。

（四）气血的生成

综观上面所谈的，对人体先天元阴元阳，和精气神的一方面，可以有了初步的认识和概念了。至于血液和诸气，宗气、中气、胃气、荣卫之气是如何生成的，我们也得要懂得。《灵枢·决气》篇说：“何谓气？岐伯曰：上焦开发，宣五谷味，薰肤充身泽毛，若雾露之溉，是谓气。……何谓血？岐伯曰：中焦受气取汁，变化而赤，是谓血。”《灵枢·刺节真邪》说：“真气者，所受于天，与谷气并而充身也。”从这两段经文，可以看出，后天之气血，是生成于水谷，水谷入胃，通过胃脘的腐熟，把水谷之精溢出来，转贮于脾，脾家又把精气化分阴阳，上输入肺，结聚成云。肺部又从鼻吸入天空的空气，空气是冷气，水谷上蒸是热气，热气遇到冷气，便成雨露，沛然而泽，洒陈于六腑，通调水道。在这个过程里，很显然，可知阴阳是相倚的，气血是合流的。为什么？水谷本是实物，属阴，经过腐熟，而游溢精气，我们说这种气，就是胃气，这种气也就是水谷所化的阳气。谷精之气，转入于脾，然后源源不断的分化清浊，清的是阳，浊的是阴，充满全身以为荣养，所以说脾者为充气谷气，上升于肺，结合成云，又得天空之气化，而为雨。这两气相合，我们称它为宗气，宗气的意思是，代表综合天空之阳气和谷气上升，为云的阴气，雨露已布。中焦得气，又分清浊，清以化营，浊以化卫。《素问·痹论》说：“荣者，水谷之精气也，和调于五脏，洒陈于六府，乃能入于脉也”。故循脉上下，贯五脏络六腑也。卫者水谷之悍气，其气悍疾滑利，不能入于脉也，故循皮肤之中、分肉之间，薰于肓膜，散于胸腹，我们就把中焦所得之气，分行在脉道里叫做营气，行在脉道外面的叫卫气。营气又聚其精华，经心变化而为血。《灵枢·邪客》篇曰：“营气者，泌其津液，注之于脉，化以为血，以荣四末，内注五脏六府，以应刻数焉。卫气者，出其悍气之慓疾，而先行四末分肉皮肤之间而不休者也。”人体有了这一套气血的保护，对外抵御大自然中的风、寒、暑、湿、燥、火六淫之邪，内可蓄精气，奉养先天，养脏腑，濡筋骨，利关节，温分肉，充皮肤，司开合，泽毫毛。所以说，气血精神是生而周于性命的至宝。

二、神明的生成和意智所生

（一）神明和意智的生成

《灵枢·本神》说："生之来谓之精，两精相搏谓之神"。《灵枢·决气》篇说："两神相搏"。应该从两个方面来认识，一种是先天所赋予的精神，一种是后天，自身所化的精神，我们生身之本，本于先天父母所生。父母他们本身都各自有精有神，也就是各自有的气和血。对照起来看，父属阳，母属阴，阴阳相交，自然是阴阳两精相搏，而赋予胎儿元机动能，同时阴阳两种相交构成胎儿的形体。因此生之来，既有形体又有功能。神形合一，才是生之理。既生之后，还是要两精相搏和两神相搏，才能安度生长、衰老的过程。尽天年百岁之寿而去。为什么？人的形体有肾以精蓄髓，充满脑脊为一身之砥柱，已如上文第三节所述。但元阳元阴相结合，又产生至清至精的精气，上达于脑，另外还有后天水谷之精，布散周身，中焦得气，取汁变化而赤的血液，一面奉养先天，生生不息，一面把至清至精的血气，上交于脑，遂产生无穷智慧和意义。我们应该说这就是先天的精气与后天的谷精转化的血气，两精相搏所生之神也。

（二）心为君主之官，神明出焉

《素问·灵兰秘典论》说："心为君主之官，神明出焉。"这句话从字面上解释是，心主宰全身的精神活动，神明出在心脏。仅按字义，不循医理去解释经文，就会出现了两岐的意思，而湮没了。《素问·六节藏象论》："天食人以五气，地食人以五味。五气入鼻，藏于心肺，上使五色修明，音声能彰。

五味入口,藏于肠胃,味有所藏,以养五气,气和而生,津液相成,神乃自生。”《灵枢·天年》篇说:“血气已和,荣卫已通,五脏已成,神气舍心,魂魄毕具,乃成为人。”这段经文,说明后天的真气是水谷之精气与天空之大气综合而成。有了这种真气,布泽全身,也就是荣卫,气血得以充盈,而后上有明华之色泽,宏亮之声音,内富津液之濡养,冲和而生气。心主血脉,主动,属火,谷精经心变化而赤,营养全身,川流不息,把最精细的上交于脑。肾主藏精,主静,属水,精足则髓满,把最精最清的精气,上通于脑,与气血相交,遂产生无穷的智慧。这很明白的看出,精气与气血相交合,正是心肾相交,水火既济,动静结合,则动中有静,静中有动。两相对照,无疑是心属阳,肾属阴,血属阳,精属阴,阴阳相贯,则阴中有阳,阳中有阴。《素问·解精微论》说:“水之精为志,火之精为神。”祖国医学原则上认为,动则生阳,静则生阴,神明主一切功能和智慧,应当以动为主。所以说“心为君主之官,神明出焉”。是以心之动,为神明之主宰,领导着气血,动静结合,阴阳互相贯通,不使妄行妄动,不耗散其真,是养正气蓄至精的一个主要方法。

三、结论

通过以上各个研究,可以得到这样一个结论,就是人的形体和神,一时一刻也离不开。气血的运行和濡养,气血的生成,在先天方面有元阴的精,而后才生髓、生脑,也要有元阳的命,而后才有动、有化。我们就把这元阴、元阳认为先天之本,统称之谓元气。也就是说有了先天的元阳之气,生命才有舍藏,同时也给后天养育的机构,具备了充分的条件。这就叫先天后天。因此先天元阴之精,以及所生之髓海都属血,先天之阳命门的动气,以及所系的肠胃蠕动,心房活动,肺叶呼吸等等，活动力量，都属气。我们就可把这些认识作先天的气血。

至于后天方面呢？一方面是水谷之精，一方面是天空大气。水谷在胃叫做胃气，谷精入脾称之为充气，与天空之气综合于肺的，我们称为宗气。中焦所得之气，取汁经心变化而赤的，我们称之为中气。清以营，行于脉中，浊以化卫，行于分肉的，我们称之为荣卫之气。总的说："胃为后天之本，水谷之海"。气血之源，在变化过程中，实质上是又加上天空的氧气，遂使水谷之精，分化津液和血液，布满周身，濡养脏腑，肾得以藏精蓄髓，形神得以发育生长，这就是后天养先天。所有这诸气，统称之为气。所有津液统称为血。也就是后天的气血。

先天的精和后天的血，都是有形物的东西。后天之血，来自水谷，先天之精，禀自父母。为何水谷可以养先天之精气呢？《内经·阴阳应象大论》说："阳为气，阴为味，味归形，形归气，气归精，精归化，精食气，形食味，化生精，气生形，味伤形，气伤精，精化为气，气伤于味"。这一段经文，足以说明，器质化生的面目。至于精本身，通过元阴元阳的化生，精气上通于脑。血也阴阳化分清浊，上交于脑。

于是两精相搏，合而生神，神明所出智慧无穷，这就是意识的由来。《内经·营卫生会》篇说："人有两生，无有两死"。《太平御览·养生论》说："神在则人，神去则尸"。如此俱见，神形必须合一，气血必须与神形相抱，这就是祖国医学对人体形神、气血的统一认识。

附带总结一点：我们在临床，常听到治疗神衰的医生讲，这种病是"心肾不交，水火不济"。又说治疗这种病一定要"水火相济，心肾相交"。大家都习以为常，认为这些话是很正确的。但心肾到底怎样相交，水火如何既济。从没有人具体说明，至今很是个谜。我这样认为肾藏精，属水为阴，"天一之水"。心主神，属火，为阳，"地二之火"。两个最精最清之气，相交于脑，而产生神明，便是水火既济，心肾相交。如果不知持满，不时御神，饮酒入室，必欲竭其精，因而有损元阴元阳。或不节饮食，或久病气血贫乏，都能出现失眠、健忘、心悸、怔忡等神衰病候。究竟是伤血，还是伤精，是伤肾，还是伤心，应该从根本上先有认识，然后治法才能准确。此为同病异治之窍要。若仅知心肾不交，水火不济，是知当然而不知其所以然，那怎能算治病必求于本呢？

痿躄论治

《内经·生气通天论》说:“因于湿,首如裹,湿热不攘,大筋软短,小筋弛长,软短为拘,弛长为痿。”这段经文所说,因于阴湿之邪,上干阳气,故头如裹物。湿伤阳而化热,湿热郁滞,不能养筋,大筋连于骨节之内,因而软短缩急为拘挛。小筋络于骨肉之外,若是弛长放纵为痿躄。《内经·痿论》曰:五脏痿,肺主身之皮毛,心主身之血脉,肝主身之筋膜,脾主身之肌肉,肾主身之骨髓。故肺热叶焦则皮毛虚弱急薄,著则生痿躄矣。原因形身之举止动静,皆由脏气之温养于筋脉骨肉,若脏病于内,则形痿于外,肺热则金燥,叶焦而皮毛虚薄,五脏之皮脉肉筋骨,又皆于肺以资养,今皮肤薄者,则精液不能转输,故五脏皆热而生痿躄矣。

又说:心气热则下脉厥而上,上则下脉虚,虚则生脉痿,枢折挈胫纵而不任地也。

肝气热则胆泄口苦,筋膜干,则筋急而挛,发为筋痿。

脾气热则胃干而渴,肌肉不仁,发为肉痿。

肾气热则腰脊不举,骨枯而髓减,发为骨痿。

此节所言内因五脏热造成五种痿症。

又说:肺者,脏之长也,为心盖也,有所失亡,所求不得,则发鸣,鸣则肺热叶焦,故曰五脏,因肺热叶焦发为痿躄此之谓也。

肺热色白而毛败,心热色赤而络脉溢,肝热色苍而爪枯,脾热色黄而蠕动,肾热色黑而齿槁。

此节所说是五种痿症之外在形症。

元代张从正《儒门事亲》说:“肌痹传为脉痿,湿痹不仁传为肉痿,房事太过传为筋痿,髓竭足躄传为骨痿。”按张从正所说痹症亦能传为肉脉之痿,入房太过内损肝肾传为筋痿,若摔砸外伤脊髓也可能传为骨痿。

一、痿症病因

内因为好淫贪色,强力过极,消耗肾阴而造成肾水不能胜心火,心火上烁肺金,肺金受火炙叶皆焦,皮毛虚弱急薄,则生痿躄。不内外因为摔砸打震伤损腰脊髓也能引起痿躄。

二、痿症症状

两下肢软弱无力,甚则不能站立或行动。肌肉麻木,掐扎不知疼痛,重型二便不利,轻型二便不禁,精神尚好,腿足肌肉松软,日久多有肌肉萎,臀部多有褥疮,语言声低。

三、痿症脉象

心痿浮大,肺脾痿微缓,肝肾痿弱滑或沉细。

四、痿躄辨证

有湿热、痰湿、气虚、血虚、瘀血五种痿症,总属内脏水亏火盛,所造成痿躄。痿是两腿软弱无力,躄是两足不能行动。

五、痿躄论治

《内经》云:“东方实,西方虚,泻南方,补北方。”泻南方则肺金,而东方不实何脾伤有之。补北方则心火降,而西方不虚,何肺热有之,于是阳明实则宗筋润,能束骨而利机关。痿病由此而愈。另一种说法各补其荣,补五脏之阴血,通其输,通利五脏之热，调其虚实，气虚则补之，热胜则泻之，和其顺逆，和其气之往来。《内经》论治痿独取阳明者，因阳明为水谷气血之海。五脏六腑皆受养于阳明，所以又为脏腑之海。主润宗筋，宗筋主束骨而利机关，阳明实则宗筋润，能束骨而利机关。阳明虚则筋纵，不能延引带脉而为痿躄。故治疗当以取阳明为主。若再以补肾元充髓为辅，更能使痿躄之疾早日解除。

六、治痿用穴

主穴：气冲，伏兔，犊鼻，足三里，上下巨虚，解溪。

配穴：气海，关元，中极，命门，肾俞，志室，委中，复溜，昆仑，涌泉。

以上主配穴在临床轮换使用，一次针前面，一次针后面，留针30分钟。

七、针刺手法

痿躄多用补法，若湿热胜的用泻法。

八、方义简释

气冲穴：是治痿躄病的主要穴位，《内经》经文着重指出它是阴阳总宗筋所会之处，且又是少阴、太阳、阳明、任、督、冲脉总会，于宗筋非常重要。

伏兔穴：是肾之街，又是股骨空，它能壮骨髓增骨力。

犊鼻穴：是膝骨空，有强膝胻健步之功。

足三里穴：是胃经土中真土，有升清降浊之功，能壮人身之元阳，补脏腑之亏损。

上下巨虚穴：关系大小肠，用它通调二便，降湿热通气血，强筋生肌。

解溪穴：是胃经之火穴，用以补胃虚，以利足腕关节不通。

气海穴：是气血之会，呼吸之根，藏精之所，生气之海，下焦至要之穴。补之益脏真温下元，振肾阳。

关元穴：为三阴、任脉之会，男藏精，女蓄血，系胞之所，用以滋阴精充骨髓。

中极穴：补肾气之不足及阴血亏损。

命门、肾俞、志室三穴：是腰部主要穴位，腰是肾之府，是人身主要机关，职司屈伸仰俯，又是带脉之本，用它可以滋阴补肾壮阳，使带脉引气下行，束骨而利机关。

委中穴：具除湿热，通经络解闭之功。

昆仑穴：是足太阳经之火穴，用以理气舒筋治足不任地。

复溜穴：是肾经之金穴，金能生水，有滋肾经、温肾阳、充髓壮骨、促腿起立行走之能。

涌泉穴：是肾经之井穴，是水之源泉，肾水亏损补之最有显效。

有关“老十针”的简介

“老十针”的创作者,是我的授业恩师王乐亭老大夫,他从事针灸临床50余年,京城人称“金针大王”。他在临床主张“治其本以胃为先”。“治其瘫首取督脉”,“治风先治气,气行风自熄”的原则。通过临床反复实践,王老在1966年才定型,治疗肠胃的“老十针”验方。

一、为什么叫“老十针”

一是治疗胃肠病开始多选用中脘、气海、内关、足三里的传统“老穴”,也就是“老十针”的“雏形”。

二是“老”比拟成熟、肯定的意思。

三是“养胃实脾”的食品,都是成熟的果实,“老了”。

根据以上三层意思,“老十针”的命名,既通俗而又深刻。

王老治疗胃肠病是根据李东垣《脾胃论》中的补中益气与补中益气汤的方义,设计了“老十针”。是以调中益气汤为主,根据方义,施之于针穴。即上中下脘、气海、对天枢、内关、足三里。它的作用是调中气,健脾,理气,和血,升清,降浊,调理肠胃。结合其他兼症,灵活掌握,可随意加减,但是以“老十针”治疗肠胃为主。“老十针”侧重于中脘、气海、足三里。

附:补中益气汤歌诀

补中益气芪术陈,升柴参草当归身,虚劳内伤功独擅,亦治阳虚外感因,木香、苍术去归术,调中益气畅脾神。

二、老十针各穴解说

三脘:上脘、中脘、下脘,统称为三脘。上脘穴,位于胃上口,属胃络脾,为足阳明、手太阳、任脉之会。能开胃腑受纳之门,饮食水谷得以入胃。下脘穴,当胃之下口,为足太阳、任脉之会,能温通胃肠,益气降逆。中脘正当胃脘中间,为手太阳、少阳、足阳明、任脉之会,又为六腑之会。胃之募穴。所谓"会"是指精气聚会之处。所谓"募"是脏腑经气汇聚于胸腹的腧穴,而中脘是上述四经精气交会之处,因而可以通达四经,中脘的功能是助胃,消化水谷,温通腑气,升清降浊,调理中州之气机。

气海:又名丹田或丹灶,顾名思义为气之海。生发元气,蒸动气化;以助运化之机,且能通调任脉,温固下元。它与中脘相配,能助益气、升阳之功。

天枢:为阳明胃经腧穴,为大肠之募穴,腹气之街。所谓街者,含有气血流通,频繁而宽阔的功能,又能分理水谷之糟粕,消导积滞,调益脾气。与中脘相配,能帮助润肠胃,利运化,与气海相配,能协同振奋下焦之阳气,以助胃肠腐熟水谷。

内关:为心包络穴,别走少阳三焦,调理三焦气机,宁神和胃,宽胸理气。配中脘、足三里,有助其升清降浊,调理气机之功。

足三里:为足阳明胃经之"合"穴,"合"者是经气最后如百川汇合入海之义。足阳明经为多气多血之经。因其功用较为广泛。特别对六腑之病,使用机会更多,因此,补足三里有健脾和胃、益气升清之功;泻三里则有降逆气化浊,通调肠腑之效。由于脾胃为后天之本。故王老曾有"百病莫忘足三里"之说。

三、“老十针赞”

三脘、气海与天枢，内关得配足三里，调理胃肠病，老十针穴效果强，气穴充足保平安。

结尾语：王老通过几十年的临床反复实践，总结出治肠胃病的老十针这套穴位，留于后人。听门人讲，现在门诊仍在运用这套穴位。我记得王老经常讲：“想当初研究老十针，是经过多少病人，一针一针的扎出来的。不下苦功，哪来成果”。

论三焦主治病

先师生前临床主张论其本,“以胃为先”,尤为重视三焦。在吾辈随师佐诊时,先师对三焦的认识,比较深刻。他说,历代文献资料记载,从五脏六腑,发展成六脏六腑,后世医家又提倡,既然心包络、命门为脏,为何子宫、睾丸不为脏?自从三焦归纳配命门后,然诸家所指三焦大部份,为体内组织膜质和肾间动气为相火,是三焦之化原。根据经典文献记载,和诸家之说,三焦概括脏腑、膜原、气血、元阴有机统一整体观,命名为三焦。在临床治疗上,无论中医内科与针灸,调理三焦气机,能治疗心肺、脾胃、肝肾等各种疾病。

一、三焦为统一整体

三焦在人体中起着最大作用。体为阴,是有形物质,它概括脏腑、肌腠、脉络、膜原之分布。用为阳,总括周身营卫、气血、元阴升降运行机能气化,可见三焦体用之大,概括统一整体。

二、上、中、下三焦脏腑运动的定位

三焦所属的脏腑,简称上焦心肺,中焦脾胃,下焦肝肾。

三、三焦膜原为气血元气通行要道

胸腔膜原:体内有两个大腔,以膈膜相隔,分为上下,上为胸腔,下为腹腔,具有膜原包裹,以护脏腑经络血脉运行,胸腔之膜周围包绕形成心肺的城廓。

腹腔膜原:腹内的膜原,以三焦为大,其原根于命门,可见腹腔膜原之大,实囊括于内而护于外之大囊。

体表膜原:为三焦气化,腠理通会元真之处。

总之,三焦膜原分布之大,概括上中下内外周身整体。

四、三焦在人体功能与三焦主治病

(一) 上焦的功能

上焦心肺居于胸腔,肺司呼吸之气,心运血之营血,各尽其职,共行营卫之道。上焦在胸膈,主气病,针灸其治在膻中、天突,上焦如雾,不利为喘满。

膻中穴:是任脉经之穴位,是手太阳、少阳、足太阴、少阴、任脉五脉之会,又名上气海,为心包募穴。《难经》曰:气会膻中。气病治此。又是心之宫城。

天突穴:是任脉经之穴,是阴维任脉之会。能调五脏之逆气,镇咳定喘,降痰,舌下急,瘖不能言。

(二) 中焦的功能

中焦脾胃居于腹腔,其主要功能是腐熟水谷,蒸津液化为精微,经脾肠络脉收摄上升输运,散精于肝,经肝之疏化上输于肺,入心脉为营血。中焦在胃脘,主水谷病,其治在天枢、中脘。中焦如沤,不利为留饮食。

天枢穴:是足阳明胃经穴,是大肠之募穴,又是腹气之街。能通调肠胃,气化流行,而上中下三焦自然舒畅。

中脘穴:是任脉经之穴,又名“太仓穴”,当胃中,手太阳、少阳、足阳明、任脉之会,上纪中脘,胃之募穴,腑会中脘。《东垣》说:气在肠胃者,取足太阴、阳明。胃虚而致太阴无所禀者,于足阳明募穴中引导之。能补中益气,调和肠胃,通理三焦,更属专责。

（三）下焦的功能

下焦属肝肾，位居于腹腔，其下焦主要脏腑概括于肾、膀胱、大肠、小肠。有消化排泻的功能。三焦有个最大的气化动力，即所谓狭义之三焦，它是元阴元阳游行气血，之内为元气，激发脏腑一切活动。古称肾间动气，命门真火，或三焦相火等。下焦主水道，其治在气海、中极。下焦如渎，不利为肿胀，小便不利。

气海穴：又名“脖胦”，《灵枢》曰：“肓之原出于脖胦”。男子生气之海，元气之根，凡脏气虚惫，真气不足，一切气病，补之益脏真，回生气。灸之温下元，振肾阳乃为釜底添薪。

中极穴：又名“玉泉”，足三阴任脉之会，膀胱之募穴。男子阳气虚惫，小便频数，失精阳痿，妇人下元虚寒，大艾炷灸之，可以固阳回脱，有起死回生之力。

三焦腑穴还有两个，上在气街，下在委阳，乃为统治三焦各种病症。

气街穴：是足阳明胃经之穴，一名“气冲”，为少阴、太阴、阳明、任、督、冲脉之总会于宗筋，是治痿躄病的主要穴位。

委阳穴：是足太阳膀胱经之穴，是三焦下合穴，足太阳之别络。它的功能，通三焦，疏水道，利膀胱。

论头痛

头痛皆因脏腑经络之气，上乱于头之清道，以至不得运行，壅遏经遂而痛。《内经》所谓“痛则不通，通则不痛”也。头象天，三阳六腑，清阳之气皆于此，三阴五脏精华之血亦皆注于此。天气所发六淫之邪，人气所变、五脏之逆皆能相害。或蔽覆其聪明，或瘀塞于经络，因与气相搏郁而成。盖热则脉满，满则痛，若邪气稽留，则脉亦满，而气血乱故痛甚，是痛皆为实痛。若寒湿所侵，虽真气不与相搏成热，然其客邪于脉，外则泣脉寒，寒则脉缩卷紧急，外引小络而痛，得温则痛止为虚痛。若因风而痛的则抽掣恶风，或有汗而痛。因暑热痛的，或有汗或无汗，则皆恶热。因湿而痛的，则头重而痛，遇天阴尤甚。因痰饮而痛的，亦头昏重而痛，愦愦欲吐。因寒而痛的，卫气恶寒而痛，各与本脏所属。凡寒湿热之气，兼而痛，更有气虚而痛的，善惊惕其脉芤。

气虚头痛：耳鸣九窍不利，两太阳穴痛甚，右脉大而无力不数，或弱弦。(脾、肺)

血虚头痛：自鱼尾上攻而痛(眉尖近发际曰鱼尾)，左脉大无力或濡细数。(肝、肾)

以上头痛，自内致的气血痰饮，五脏气郁之。自外而致的风寒暑湿之病，仲景伤寒六经之类。

伤风头痛：脉缓而浮，或左脉微急，兼有鼻塞、眼胀、目赤。

火头痛：寸口脉洪大，症兼口干目赤。

伤食头痛：胸膈痞塞，咽酸噫败，似臭卵，畏食，右关寸脉滑实，恶心，痞闷。

痰厥头痛：两寸脉弦滑，头昏重或恶心，吐清水。

湿热头痛：脉数而濡，或两寸脉沉伏而数，身重肢节重，四肢面部浮肿，病在足少阴、足太阳。用穴：神门，通里，腕骨。

湿寒头痛：头巅痛，疾如气上不下，上实下虚，左脉尺沉细而缓，病在足少阴、足太阳，甚则入肾。用穴：复溜补，涌泉泻，通谷。

偏头痛：左为血虚，属肝，左关脉弦细属风。取三阴交穴。在为气虚，属脾，右关脉洪大或弦有力。取合谷穴。

雷头风：头痛而起核块，或头中如雷鸣，雷震而痛。用穴：百会，上星，风池穴。

真头痛：手足青至节，盖脑为髓海，受邪则死。灸百会，进大剂参附亦有生者（古方云），再与黑锡丹。真头痛沉入泥丸即脑痛，手足冷，爪甲青，脉急短涩，旦发夕死，夕发旦死，其连齿痛甚者，属少阴、厥阴症，俱不治。

（上虚是肝虚，则头晕，目眩，耳聋，又为肝厥）。用穴：涌泉，复溜。

外感头痛：刺风府调其阴阳之不足。有余则泻风池，合谷。邪气客于足太阳之络，令人头项肩痛，刺足小趾爪甲，各三痏立已。不已则刺外踝、金门穴，三痏。左取右，右取左，如食顷已。《灵枢》曰："病在上下取之，病在下取之上，病在头者取之足，病在腰取之腘"。

头痛如破，身热如火，汗不出恶寒，腰腹相引痛：命门主之。

头连项亦痛：天柱，风池。

头半寒痛：玉枕主之。

偏头痛：丝竹透率谷，风池针一寸五分，横入透风府，未愈再取中脘，足三里，解溪。

正头痛:百会,风府,神庭,太阳,风池,合谷。

头痛如破,目痛如脱:取头维,大陵。

头痛如锥刺:取窍阴,强间。

雷头疯:又叫“项心痛”,取百会,前后顶,囟会,承浆,至阴。

头顶痛:取承浆,风府。

前额痛:取神庭,颏中,印堂,阳白,攒竹。

后头痛:风府,脑户,玉枕,天柱,窍阴。

正头痛:取百会,神庭,囟会,风府,太阳,风池,合谷。

偏正头痛:取曲池,合谷,列缺,太渊(泻)。

两额角痛:取头维,悬颅,合谷。

头痛目痛:取上星,头维,攒竹。

头痛牙痛:取承浆,风府,二间,足三里。

头痛面肿:取前顶,水沟,合谷,通里。

头痛目眩:取百会,神庭,风池外关,手三里。

内伤头痛,时痛时止,时轻时重,沉闷,晕胀,健忘失记:取百会,囟会,风府,神庭,合谷,三阴交,太冲。

针灸治疗高血压

一、高血压病

西医诊断为高血压、动脉硬化症，中医为肝阳上亢，也就是中风之前驱症。

病因：有生理，有病态，有遗传，有梅毒，有心脏病，有性欲过度，有暴怒气郁，有烟酒过度，总起来说就是阴虚肝旺，水不能涵木所致。

症状：头晕目眩，呼吸急促，轻者脉搏徐缓有力，重者脉现洪大或弦硬，即现头重脚轻。

治疗：调整全身之血行，降低其血压为目的。即滋阴平肝，降火之法。

重者先用锋针，刺百会及四畔出血，后刺手足十二井或手足十宣出血。轻者不用出血，只用毫针针之。

取穴方：

1. 百会，风府，曲池，足三里，阳陵泉，行间。
2. 合谷，内关，神门，三阴交，太冲。
3. 风池，天柱，大杼，绝骨，昆仑。
4. 心俞，膈俞，肝俞，胆俞，脾俞，肾俞。

护理：戒除烟酒，不吃辛辣油腻食物，食清淡，避免烦恼气怒、剧烈运动和节制性欲。

预后：易发脑出血的危险，对梅毒、心脏病或遗传性者针灸微效或无效，此外多良。

个人经验：左右血压相差悬殊，易发脑出血。中医为中风中脏，昏迷不语，不省人事，四肢瘫痪，痰声漉漉，遗尿。中腑，神志清醒，左瘫能言语，右痪多不能语，二便失常。中经，语言正常，半身麻痹无力或行动困难，饮食二便正常。中络，口眼斜歪，漏水塞饭，四肢饮食二便正常。

二、高血压症

病因：禀性偏急，事务劳心，常起暗火，大便燥结；精明强干，劳心过度，饮食不节，怒动肝火，常患头痛目眩；再因外事或精神刺激，疲劳紧张，引起肝火逆上。

症状：饮食停滞，胃口不行，大便燥结，心中时常发热，自觉有气上冲，头痛眩晕，夜不成眠，肢体渐觉不利，言语迟钝，其脉左右皆弦硬而长。

诊断：左关脉弦硬而长者，肝胆之火上升。右关脉弦硬而长者，胃气不降而逆行，又兼冲气上冲。实际是阴分有亏损，因而脏腑之气化有升无降，乃是血随气升，遂至充塞于脑，此《内经》所谓“血之与气，并走于上”之厥症。

个人经验：凡觉大拇指及次指麻木不仁或手足有时不用，或肌肉蠕动者，3 年之内当有中风之可能。

治法：调气血，降厥逆，理肠胃，滋阴以和阳，俾升降平衡，血行恢复。

（一）处方

1. 水沟，神庭，百会，强间，风府，大椎，至阳，命门，长强。
2. 天突，膻中（灸），中脘，关元，天枢，气冲，承山。
3. 肩髃，曲池，合谷，足三里，阳陵泉，行间。
4. 人迎，天柱，大杼，昆仑，至阴。
5. 失眠多梦的，心俞，肝俞，肾俞，大陵，复溜。
6. 四总，曲泽，委中，刺太阳出血。

7. 刺手足十二井或十宣出血。

8. 恐怖,头重脚轻者,神门,少府,涌泉,然谷。

9. 心悸不安者,曲池,合谷,神门,内关。

10. 心乱无主者,百会,神门,巨骨,心俞。

11. 饮食停滞,三脘,气海,对天枢,内关,足三里。(老十针)

12. 大便燥结,大横,足三里,阳陵泉,丰隆。

临床实践有特效之穴位介绍:

行间穴:有降高血压之能。

内关穴:降低压最佳。

(二) 穴位解释

1. 百会穴:是督脉之穴位,一名“维会”。手足三阳、督脉之会。又是“头气之街”。配风府为脑海,性能调气血,降逆气,醒脑安神。凡头晕目眩,中风失语,昏迷,取之无不奏效。

2. 风府:是督脉之穴,是足太阳、阳维、督脉之会。有祛风邪,通窍络,泄火气之功。

3. 强间:百会与风府之中取之。治高血压,颈项强痛。

4. 大椎:是督脉之穴,别名“百劳穴”。是手足三阳、督脉之会。性属纯阳主表,能疏导三阳表邪,通一身之阳气,清心宁神。治颈椎病及眩晕、昏迷有特效。

5. 至阳:是督脉之穴。《黄帝灸法》治疗中风,目不能视,四肢重痛。

6. 命门:一名“精俞”。男子藏精,女子蓄血,元气之本。有培元补肾,筋舒和血之效。

7. 长强:是督脉之穴,是足少阴、少阳之会,督脉之络穴,别走任脉,通调督脉。治脊髓空洞,起作倾倒,且为治疗痔疮之特效穴位。

8. 四畔：又名“四神聪”，为经外奇穴，位置在百会穴前后左右各1寸处。针2至3分深，也可刺出血，它是治疗头风目眩，有清热、降逆之奇功。

9. 十宣：是经外奇穴，针1至3分或点刺出血。有清热，化瘀，醒脑开窍之功。

10. 手足十二井：是十二经手足三阴三阳的起点或终点穴位。针1至3分或点刺出血，有清醒脑府，降逆通窍的作用。为急救之重要穴位。

11. 水沟：是督脉之穴位。又名“人中”。有苏醒厥逆，清神志，能调阴阳之逆气。

12. 神庭：是督脉之穴，为督脉与足太阳、阳明之会。《甲乙经》谓禁针。《儒门事亲》谓凡针此勿深。多年临床实践，可针2至3分。对头痛、眩晕兼恶心有效。

13. 天突：是任脉之穴，是阴维、任脉之会。能调五脏之气，镇逆降痰，瘖不能言。

14. 膻中：是任脉之穴，是手太阳、少阳、足太阴、少阴、任脉等五脉之会。又名“上气海”，为心之募穴，《难经》曰：“气会膻中”。可浅刺3至5分。有调气降逆，清肺化痰，宽胸利膈之效。

15. 风池：为足少阳胆经之穴，是手足少阳、阳维之会。内部中为延髓，禁深刺。治头痛目眩、耳鸣，可以祛风清热，明眼，且能解表。

16. 天柱：为足太阳膀胱之穴。治头痛，眩晕，项强，有祛风邪，通络舒筋的作用。

17. 大杼：是足太阳膀胱经背部之腧穴，是手足太阳、少阳之会，督脉之别络，八会中之“骨会大杼”。是治疗颈椎病，头晕项强之常用穴。

18. 人迎:是足阳明胃经之穴,是足阳明、少阳之会。《甲乙经》谓禁矣。《气府论》注:刺可入4分,不宜过深。治瘰疬,气瘿,喘息,高血压。

19. 肩髃:是手阳明大肠经之穴,是手阳明、阳跻之会。有疏散风湿,清泄阳明气火,通利关节及降逆的作用。

20. 曲泽:是手厥阴经之合穴。有清心火,除血热,镇痉挛之效用。

21. 曲池:为手阳明大肠经之合穴。它的性能是走而不守,擅能宣气行血,亦清血热。

22. 阳陵泉:为足少阳胆经之合穴,为“筋之会”。有舒筋利节之功,清肝胆热之效。

23. 委中:是足太阳膀胱经之合穴。有清血泄热,舒筋通络,祛风湿,利腰膝作用。又是四总穴之一,“腰背委中求”。

24. 绝骨:为足少阳胆经之穴,八会之一“髓会绝骨”。能泻胆经之火,清髓热,驱经络之风湿。

25. 昆仑:为足太阳膀胱经之穴。用以理气,健腰强肾,专治足跟痛。

26. 复溜:为足少阴肾经之穴。有滋阴,温肾,充髓壮骨作用。对肾虚眩晕有效。

27. 气街:是足三阴冲要之穴,所以又叫气冲。配合足三里,为水谷之海,为阴阳总宗筋之会。有舒宗筋,散厥气,和营血作用。

28. 至阴:为足太阳膀胱经之井穴。对头痛,眩晕,目痛有效。

29. 行间:为足厥阴肝经之穴。有泄肝火,凉血热,治眩晕之功。

30. 太冲:是足厥阴肝经之原穴。有清熄肝火肝阳,疏泄下焦湿热功用。为治头痛，牙痛，眩晕，小儿惊风不可少的穴位。

31. 太阳：为经外奇穴。在眼小眦后1寸，针3至5分，不可深刺。也可点刺出血。治偏正头痛，目赤肿痛，牙痛等症。

32. 云门：为手太阴肺经之穴。针3至5分深，灸5壮。《甲乙经》云："不可刺太深，令人逆息。"有清宣上焦，疏调肺气之效。

33. 期门：为足厥阴肝经之穴，是足太阴、厥阴、阴维之会。期门穴不可深刺。其下右侧为肝的右叶前缘，左侧为横结肠及胃底，故不宜深刺。有化痰消瘀，平肝利气，通调经气之用。

34. 章门：为足厥阴肝经之穴，是脾之募穴，八会之一"脏会章门"。章门穴不可深刺，因其下右侧为肝右叶前缘，左侧当脾下方。为厥阴、少阳之会。有散五脏之寒气，化中焦之积滞的作用。

35. 京门：为足厥阴肝经之穴，是肾之募穴。内部有肾脏及结肠，不宜深刺。有温肾寒，导水湿，降逆作用。

36. 少府：是手少阴心经之穴。有开心窍，清神志，泄邪热之功。

37. 巨骨：为手阳明大肠经之穴。有降逆，定喘之效。

38. 涌泉：为足少阴肾经之井穴。有清肾热，降阴火，宁神志，苏厥逆之功效。又是保健之穴。

39. 然谷：是足少阴肾经之穴。有退肾热，疏厥逆，又具补肾滋阴之效。

王氏夹脊穴

吾辈在20世纪50年代随师佐诊时,先师在临床很少用夹脊穴,先师在课教我辈时曾讲述过夹脊穴。

夹脊穴即华佗夹脊,是属于经外奇穴之列。

《后汉书》在华佗别传曰:“有人病脚躄不能行,佗切脉,便使解衣,点背数十处,相去一寸或五分,言灸此各七壮,灸创愈,即行也”。

华佗夹脊穴,在针灸文献出自《肘后方》,载灸治虚弱羸瘦,虚热盗汗,哮喘,咳嗽。

清代《针灸集成》言治霍乱、转筋,可灸百壮。

近代《中国针灸学》言治神经衰弱、肺结核、支气管炎,灸七壮至十五壮,针刺三至五分。

根据上述文献记载,华佗夹脊,在治疗时用灸法占多数。

华佗夹脊(又名夹脊)部位自第一椎下至第十七椎下,每椎从脊中行,旁开5分,每侧计17个穴,左右共34个穴位。

50年代中期,先师参加北京市中医医院工作,我们相聚机会较少。吾辈要求深造,也经常利用业余时间向先师请教。在60年代中期,至70年代,先师曾召集我辈,介绍他在医院临床治疗创新的经验。内中就有夹脊穴,这是先师在1965年开始,对外伤性截瘫,针对截瘫治疗的临床特点。不断总结,凭着先师几十年的临床经验和智慧,摸索出一套用之有效的治瘫十一法。这也是他毕生最后一次,对针灸学术与治疗的贡献。关于“治瘫十一法”详在《金针王乐亭》一书，这里就不重复。我辈在临床虽不专治截瘫，经过先师的传教，而用这套方法治疗顽固性半身不遂、风湿痹等等，亦能收到满意疗效。

关于五脏俞及膈俞

先师在20世纪50年初,常常告诫我们:要学得解除病人疾苦的医术,不但要学会针灸技术,更要进一步多读书,为我所用。从师学习,在一生中毕竟只是短暂的时间。出师之后,贵在自学,理论联系实践。我对《类经》的阅读,坚持数十年,特别是《类经》19卷至22卷,汇集和总结古代医家对针灸学术的各种见解,经过熟读,精思,全面理解用于临床,颇见功效。我希望你们要继续研究,实践《类经》,把它发扬起来。

先师在课教吾辈时,对十四经逐经研究,参考他相信的《经穴纂要》考究经穴位置的准确性,他对足太阳膀胱经特别重视。他认为十四经当中,穴位最多、循行线最长(由头至足)的是膀胱足太阳经。

足太阳膀胱经起于目眦的睛明穴处,上布于额部,交会于督脉的神庭穴,和足少阳胆经的头临泣,上巅顶交会于督脉的百会穴；其分支,从巅顶分出,走向耳上角,交会于足少阳胆经的曲鬓、率谷、浮白、头窍阴、完骨等穴；其直行的支脉,从巅顶入脑,交会督脉的脑户穴；回出下行项部,沿肩胛肌肉内侧,交会于督脉的大椎、陶道穴；夹脊柱直下抵达腰部,脉气向里深入,沿脊旁肌肉走入腔内,联络肾脏,入属膀胱本腑；其分支,从腰部分出,沿脊旁下行,经过臀部,直下进入膝腘窝中。其另一支脉,从肩胛内缘一直到达肩胛下面,夹脊柱下行,经过髀枢部,即股骨大转子处,交会于足少阳经的环跳穴,沿股外侧后缘直下,同上一分支会合于膝腘窝,由此向下,经过腨内,浅出于外踝后面,沿第五跖骨粗隆走至足小趾外侧末端，与足少阴经脉相接合，属膀胱络肾。

由于足太阳膀胱经循行夹脊柱两旁，脊柱两侧的五脏六腑背俞穴，都是脏腑之经气输注之处。故与心、肝、脾、肺、肾、大肠、三焦、膀胱、小肠、胃、胆都有联系。本经之俞穴，治疗本经循行处的病变，和五脏六腑以及脑的病证，都是通过它内属脏腑，外络肢节，和五脏、六腑的经气输注，经脉通路经气的作用，而发挥疗效的。

先师根据足太阳膀胱经的循行路线，与脊柱两旁五脏的俞穴，又结合《素问·灵兰秘典》十二官，在中医整体治疗观，是重视五脏，特别是心主神明为主导的学说，从此在临床上提倡用五脏俞穴治疗疾病。经过实践，确有效果。举 3 个病例说明。

一室女闭经半年，先师采用五脏俞加膈俞，并灸肝俞，膈俞各 10 壮，经两次针灸并用，月经已下。

一农村妇女，患白带多，且腰痛如折，经医院检查，子宫内无问题。先师采用针刺八髎，灸命门穴、肾俞穴各 10 壮，经过 1 个疗程，白带减少，腰痛显著好转。

一古稀叟，患半身不遂，经先师采用手足十二针，治疗基本痊愈，但患者尿频，甚至一夜间六七次。用灸命门、肾俞各 10 壮，经过 1 个半疗程，尿频显著好转。

五脏俞和膈俞穴义简释

心俞：一名背俞，《内经》云：心为君主之官。以其主宰一身，凡语言行动意识思想，无不受心的支配。心藏神，神病即心病，如心血不足，则虚烦不眠； 心火太过，则心悸闷乱； 心中气郁，则忧愁不乐； 心气衰弱，则神怯语迟； 失志伤心，则呆痴健忘； 风痰入心，则神昏不省； 中风心急，汗出唇赤，当半身不遂，目瞤目昏，呕吐不下食，健忘语謇。心病在神志，或在血脉,在窍为舌,心气衰,则舌强不语。以上皆属心病。

肝俞:肝为将军之官,性刚烈,善暴怒横逆。肝乃肾之所生,肾气若衰,渐及于肝。肝主筋,人之运动皆由于筋力,男子七八肝气衰,筋软不能动,天癸竭,精少肾脏衰,骨痿不能行。肝为罢极之本,动作劳甚伤其本,引起肝风内动,发现半身不遂,多在55岁左右。肝藏血,开窍于目,肝中风,踞坐不得低头,头晕目眩,目盲不可以视。血虚补肝阴,血燥泻肝阳。《内经》云:诸风掉眩皆属于肝,诸暴强直皆属于风。故治中风大法,首要益肾水、滋阴、平肝阳,恢复筋骨运动功能之根源。取肝肾二经之穴。

脾俞:脾为谏议之官,为足太阳之会也,又为后天之根本,五脏之主,位居中央通于土气,以灌四旁,为胃行其津液,内洒陈于五脏六腑,外输四肢百骸,充肤热肉,开窍于口,连舌,散舌下。若中风半身不遂,肌肉弛缓,舌强不语,口流涎等症,乃当责之于脾。凡四肢不用,或四肢无力,不能坐起者,是脾败而然。脾阳上升,则化气,肺气下降,则生血,因脾虚以致气血亏损者,非从后天施治不为功。可见人之生命,必资水谷之精气,洒陈六腑而气至,和调于五脏而血生,所以《内经》云:安谷则昌,绝谷则亡。

肺俞:肺为相傅之官,乃五脏之华盖,津液之化源,专司呼吸,为气之本也。司一身之气道。足太阳膀胱经气所发,太阳统周身皮表之阳气,肺生周身之皮毛,百病之始生,必先于皮毛,邪中之则腠理开,入客于孙络,留而不去,传入大络,再不去传入经脉,再不去传入脏腑。因此太阴太阳,所主相同,互相为用。况风为阳邪,客于肌表,则淫伤于气,风寒客于人体,始伤皮毛,而内舍于肺,所以外感六淫之邪,首当其冲,故《乾坤生意》将肺俞列为治虚损、劳伤之要穴。

肾俞:肾为作强之官,为先天之本,精神之舍,性命之根也。肾主藏精,受五脏六腑之精,后天水谷之精,肾之精液入心,化赤为血,流溢于冲任为精血之海,养肌肉,濡筋骨,生毫毛,所谓流溢于中,布散于外,是以男精女血,皆为天癸。人之一身,阴常不足,阳常有余。况节欲者少,过欲者多,精血即亏,相火必旺,火旺则阴愈消,而劳瘵作。宜常补其阴,使阴与阳齐,则水能制火,而水生火降,身强体壮。《千金方》云:肾虚则厉风所伤,语言謇涩,偏枯在左伤左肾,在右伤右肾,如火衰,宜益火之源,以消阴翳,若水亏宜壮水之生,以镇阳光,而阳虚无火者,兼培气血,阴虚有火者,纯补其真阴。

膈俞:一名血会,因其上为心俞,心生血,下为肝俞,肝藏血,又在太阳多血之经脉。《资生经》列为四花穴之内,四花者主治妇女月经不调,凡脑充血,脑出血,呕血,吐血,咳血,衄血,便血,尿血,妇女崩血,漏血,分娩流血过多,产后淋沥不止,以致造成血亏,贫血,《疏要》云:血病治此,配上五脏俞穴协助其治血。具生血,养血,温血,活血,调血,和血,升血,降血,清血,固血,止血,化血之功能。

脏腑的俞穴,都在背部的经络,在临床治疗有明显疗效。但不可深刺,临床必须审慎,这是先师的教导。

脾 胃 论

一、脾胃关系一身之安危

脾胃为仓禀之官，水谷之海也。人生以水谷为本，故脾胃是后天养生维命之基础。盖人之始生，阴精先立，即生之后，由水谷奉养，此生化之玄机也。是故阳为气，阴为味，味归形，形归气，气归精，精归化，而骨髓之司，在于命门，水谷之司，在于脾胃。命门守先天之元气，脾胃育后天之谷气，唯有先天肾间动气，土始得归化。唯有后天谷精所养，气机始得绵绵不息。是以水谷之海，本赖先天，以纳以化，而精血之海，又赖后天以资以生。凡人有先天不足者，必藉乎后天培养之力，犹得补天之功。若脾胃有伤，不能纳谷，亦应视先天之强弱，以判寿夭。须知脾胃关系人生之安危，乃为重要之器官也。

惟东垣独擅其义，曾立论阐其旨，今世学者多宗其说。

二、脾胃运化水谷精气输养全身

脾胃者，运纳五谷，宣发五味，以养五脏之气，热盛则伤胃，寒胜则伤脾。温者不寒亦不热，温则脾胃和平，于是谷入于胃，脉道乃行，水入于经，其血乃成。脾主统血，胃主行气，而播敷各脏，荣卫于一身。人受水谷之气以生，水谷入口，其味有五，各注其海，津液各行其道。胃者水谷之海，其输上有气街，下至三里，水谷之海有余，则腹胀，不足则饥，不受谷食。人之所受气者谷，谷之所注者胃，胃者水谷气血之海。海之所行，云气者于天下，胃之所出，气血者经隧，五脏六腑之大络，由大络而渗入于孙络。食入于胃，其糟粕、津液、宗气，分为三。宗气积于胸中，出于喉咙，以贯心肺，而行呼吸。荣气蒸其津液，注于脉，化而为血，以荣四末，内注五脏六腑，以应刻数。卫者分泌糟粕，出其悍气之剽疾，而行四末，达于分肉皮肤之间。饮入于胃，脾输上归于肺，而至水精四布，五经并行。肺肾之气，本宜上下相交，故肾气上升，肺气下降，相为输布，内养脏腑，外润皮肤。

三、读东垣《脾胃论》而有所体会

读东垣《脾胃论》中所说：历观诸论，而参考之，人受水谷之气以生，所谓清气，荣气，卫气，元气，春升之气，皆胃气之别名。元气充足，皆由脾胃之气无所伤，而后能滋养元气，若胃气之本弱，饮食自倍，则脾胃之气即伤，而元气亦不能充，由此诸病从生。因引《内经·生气通天论》云：苍天之气清净，则志意治，顺则阳气固，虽有贼邪弗为害也。苍天之气，即贵于清净，劳烦则张，若妄自烦劳，有扰清净，此病从脾胃生者一。

体会此节经文之意，人气通于天气即阳气，顺天清净之气，吾身之阳气外固，虽有贼邪，不能为害。若逆天气而烦劳，则内塞外壅，阳气解散，是不知顺天之道，自伤脾胃所致病。

又引《五常政大论》云：阴精所奉其人寿，阳精所降其人夭。阴精所奉，谓脾胃即和，谷气上升，春夏令行，故其人寿。阳精所降，故其人夭，此病从脾胃生者二。

体会此节经文，脾胃和，则脾为胃输其津液，上归于肺，始能将精气四布，内以儒养脏腑之经脉，外以悍卫皮肤，故人不为病所害而长寿。脾胃不和，脾不运化，胃气下流，津液不行，气血不生，身无所养，故夭。

又引《六节脏象论》云：脾，胃，大肠，小肠，三焦，膀胱者，仓禀之本，荣之居也。此至阴之类，通于土气。凡十一脏，皆取决于胆，夫胆为少阳，春升之气，春气升则万化安。故胆气春升，则余脏从之。胆气不升，则飧泄肠澼，不一而起，此病从脾胃生者三。

体会此论，脾为转输之官。肠胃主受传水谷，三焦主决渎水道，膀胱为水精之府，故皆为仓禀之本。脾藏荣，荣之所居，名曰器，即是生化之室。脾脏能运化糟粕，转味而入养五脏，输出腐秽于二阴。口为脾窍，其华在唇，其充在肌肉。甘是土之味，黄是土之色，脾为阴中之至阴。胆为中正之官，决断出焉。肝志为怒，心志为喜，脾志为思，肺志为忧，肾志为恐，所以说五脏六腑十一脏，皆取决于胆。胆为春升之气，春气升则安，不升则病。

又引本论云：天食人以五气，地食人以五味，五气入鼻，藏于心肺，上使五色修明，音声能彰，五味入口，藏于肠胃，味有所藏，以养五气，气和而生，津液相成，神乃自生，此之谓气者，上焦开发，宣五谷味，熏肤充身泽毛，若雾露之溉。气或乖错，人何以生病，由脾胃生者四。

体会本节经文，指饮食不节，伤胃之阳气，劳思过度，伤脾之阴气，脾伤不能磨胃中之谷宣五味，为胃行其津液，灌溉四旁。胃伤则饮食不化，口不知味，四肢困倦，心腹胀满，欲吐而恶食，或为飧泄，或为肠澼，此胃伤脾亦伤之明证。脾胃气伤，养人之五气五味，皆不能运行五脏六腑、四肢经脉，病从此生。

四、脾胃病类分八纲

历观《内经》、《伤寒》各论，关于脾胃所得之病，内蕴阴阳、表里、寒热、虚实，类似八纲之证象。

（一）阴阳

《内经》太阴、阳明篇说：太阴、阳明为表里，阳属天，气主外，阴属地，气主内，若犯贼风虚邪，阳先受之，如饮食不节，起居不时，阴先受之。阳受之，则入六腑，阴受之，则入五脏。入六腑则身热不时卧，上为喘呼。入五脏，则䐜满闭塞，下为飧泄，又为肠澼。故喉主天气，咽主地气，阳受风气，阴受湿气。阴气从足上行至头而下行，循臂至指端。阳气从手上行至头而下行至足，故此阳病上行，极而下行。阴病下行，极而上行，所以伤于风者，上先受之，伤于湿者，下先受之。

（二）表里

《伤寒论》说：阳明病，有自中风传来者，有自伤寒传来者，当于食之能否辨之。若能食谷中风，是由中风传来者。风乃阳邪，阳能化谷，故能食。不能食是由伤寒传来者，寒乃阴邪，阴不能化谷，故不能食。阳明病有内证及外证，潮热自汗，不大便是内证。身热汗自出，不恶寒，反而恶热是外证。阳明恶寒，终是带表证，至于阳明府病则恶热。

（三）虚实

《内经》云：足太阴之脾经与足阳明之胃经，位居中央，属戊己土，相为表里。表里温和，水谷易腐熟，运化精微，灌溉诸经。若饮食不节，或伤生冷，或思虑过度，冲和失布，因其虚实。而寒热方其虚时，虚则生寒，寒则四肢不举，饮食不化，喜噫吞酸，或食即呕吐，卒食不下，腹痛肠鸣，时自溏泄，四肢沉重，常多思虑，不欲闻人声，梦见饮食不足，脉来沉细软弱者，皆属虚之候。及其实者，实则生热，热则心胸闷烦，唇焦口干，身热颊痛，体重腹胀，善饥善瘈，甚则舌根肿强，口内生疮，梦见歌乐，四肢怠惰，脉来紧实洪大，是属实热之证候。

（四）寒热

《内经》云：脾胃所伤之病，必气高而喘，身热而烦，及气短上逆，鼻息不调，怠惰嗜卧，四肢困倦不收。天气以动，亦天气以言，皆为伤胃之元气，扪之皮肤必大热，当脐有动气，按之牢若痛。胃中热则消谷，令人悬心善饥，脐以上发热，肠中热则出黄如糜。脐以下发寒，胃中寒，则腹胀痛。肠中寒，则肠鸣飧泄。胃中热，肠中寒，则疾饥小腹胀痛。胃中寒，肠中热，则腹胀而且泻。

五、诊断

望色诊：脾病，鼻红色黄。胃病，面热唇焦，舌苔干白或薄黄。

闻声：呼吸短促，语言无力，声音沉涩，口有败卵之臭。

切脉：脾胃右关所主，脉来中缓而短，乃为不病之脉。

如得弦脉，风邪所伤。

如得沉细脉，则寒邪所伤。

如得滑缓脉，则湿邪所伤。

如得洪大脉，则热邪所伤。

如得涩脉者，则燥热所伤。

脾病脉现迟，胃病脉现缓，若现雀啄，屋漏如水之溜者，皆属热候。

六、治法

凡脾胃得病，必先察其肝、心两脏之虚实，原其所始生克，肝为脾之贼，心为脾之母，肝气胜者，抑之使退，心气亏者，益之使平。若肝心两脏和，是脾胃自生病，率多劳损所致。法当温养之，先补肾中少阳相火，若水谷在釜中，非釜底有火，则水谷不熟。肾是胃之关,补肾即治本。再以健脾和胃,调饮食,适寒温而治标也。

(一) 处方

外感所得病,选用脏腑之俞穴,俞为经气输转部位,即是从阳引阴。

内伤所得病,选用脏腑之募穴,募为经气聚集处所,即是从阴引阳。

饮食劳倦所得病,选用脾胃肠本经之穴位,和局部之穴位。其余各种症状,应以随症配穴处之。

(二) 用穴

膈俞,肝俞,脾俞,胃俞,肾俞,巨阙,期门,章门,中脘,关元穴。如肝气胜者,泻行间,心气亏者,补少冲。

三(上、中、下)脘,气海,天枢,内关,足三里。

如脾胃衰弱,食欲不振,消化不良,加气冲,大都。

如胸满恶食,呃逆不大便,加关元,三阴交。

如腹痛肠鸣泄泻,加公孙、然谷。

(三) 穴解

上脘:一名胃脘,属胃络脾,在胃之上口,贲门之位。功能健脾和胃,止胃痛呃逆。

中脘:又名太仓,胃之募穴,六腑之会也。有壮胃中之阳气,腐化水谷之力。且为中气之会,故能调理中气,解郁和肝、脾之功。

下脘:此穴当与小肠衔接之处,主治六腑之气,寒谷气不转化。

气海:一名丹田,丹田是人之根本,元气之所居也。人生唯气为先,又有丹灶之称。补之以壮元阳,以和阴,温养脾胃之效。

天枢：为大肠之募穴，又是腹气之街。通调肠胃，气化流行。

内关：是手厥阴心主之络穴，别走少阳三焦。能清心胸郁热，通调水道下行。

足三里：为胃络合土，又是土中之真土。所以它有温化脾阴胃肠之功，升清降浊之效。更有导痰行滞之法。

气街：一名气冲，足三阴冲要之路，合足三里为水谷之海。对于食欲不振，消化不良，属其专责。

关元：一名血海，一名子宫，一名三结交，是小肠之募穴，足三阴任脉之会，五气之根元，男藏精，女蓄血。对于脏腑精血亏损等症，皆有特效。

章门：是脾经之募穴，又是脏之会，足少阳厥阴之会。有调五脏和肠胃，除胸满腹胀，烦闷，增进饮食之功能。

三阴交：为肝、脾、肾三经之交会穴。其于补脾之中，补肝阴肾阳，不特独有气血两补之功，且为阴虚劳损之要穴。

公孙：是足太阴脾经之络穴，别走足阳明胃经。胃虚不食，肠实切痛，补泻得当，肠胃和平，对肠鸣泄泻大有奇功。

大都：脾脉所溜为荣火，能直接温养脾胃，运化水谷，濡养全身。

然谷：为肾经之火穴。火能生土，又能补助肾中少阳之火，腐熟水谷，脾胃得以运化之力。

行间：为足厥阴肝经之荣火。能泻肝经之实，能抑制肝木之横逆。

少冲：是手少阴心经之井木。木能生火，能补心气亏损，心神衰弱。

（四）手法

虚者补之，实则泻之，寒则留之，热则急之。不虚不实，以经取之。陷下则灸之。留针 30 分钟。

小结

脾胃乃人体之仓禀,后天之本,水谷之海,生化之器,气血之原。五脏六腑、十四经脉、四肢百骸,莫不赖其所养。故人生首要,保健脾胃,旨在阴平阳密,气血和谐,经脉通畅,内养五脏六腑,外荣筋骨皮肉。其法宜饮食忌甘肥之物,且要热无灼灼,寒无凄凄,温中运,起居有时,劳逸合度,避免多思,内戒七情烦扰,外防六气侵袭,若此方能保得形如神,俱寿享天年。

论中风十三治

中风一证，如狂风暴雨，发病突然，变化多端，来势凶猛，动关生死安危。病之大而且重，莫有过于此者。其发病老年人居多，中年人亦有之。一旦患此病者，则将高深之学识，精巧之技能，毁灭于顷刻之间。即使脱险幸存，每多后遗肢体偏废，终将夺去人身之自由。

王乐亭老师认为中风病的发生，总不离其本。如阴阳偏胜，气血逆乱而引起。肝风妄动，痰气壅塞，形体本虚标实，上盛下虚之候，追其原因，则与肝肾有密切之关系。但主要在肾，肾阴亏损，不能涵肝木，则肝阳偏亢，上扰清窍昏厥。因肝为刚脏，性喜条达，必赖肾水滋养，否则肝阳上逆，逆则发生巅疾。正如《内经·调经论》云："血之与气并走于上，则为大厥，厥则暴死，气复反则生，不反则死"。这正是致病主要根源。但情志烦劳，亦可诱发中风。如《内经·生气通天论》云："阳气者，大怒则形气绝，而血菀于上，使人薄厥"。又云："阳气者，烦劳则张，精绝辟积，于夏使人煎厥"。正因为肾阴亏损，则肝经偏盛，盛则易怒，怒则气上冲脑；或起居无常，烦劳过度，暗耗真阴，使肝阳上逆，发为中风。

有关中风之名，历代医籍如《甲乙经》、《难经》、《伤寒论》、《金匮》、巢氏《病源》、《千金》、《外台》等书，均有中风之记载，但皆指外风而言。《伤寒论》且有六经形证。在施治上当然亦即从外风入手。至金元以后，才有外风、内风、真中、类中的立论。

金元诸家的刘河间谓中风瘫痪者非外来之风，良由将息失宜，心火暴盛，肾水虚衰，不能制之。李东垣谓中风者，也非外来风邪，乃本气病也；或忧喜忿怒，伤其气者，多有此疾；年少之人，若肥盛者，亦间有之，亦是形盛气衰而然。朱丹溪谓中风者，湿土生痰，痰生热，热生风。至明清时对中风更有发挥，王履有真中、类中之分。喻嘉言主张中风病，一人之身每多兼风、火、痰，三者有之，虽有风从外入，必挟身中独有之邪。叶天士认为，精血亏耗，水不涵木，肝阳偏亢，内风时起。以上诸家论中风，更明确指出为内在的主要因素。

总之，《伤寒论》、《金匮》等书言之中风，后均称为真中风。金元诸家论中风主火、主痰、主气，以及叶天士主阴虚风动者，后人均称为类中风。

综观汉唐以降，不论风之外受内生均浑名中风，金元以后才将内外之风分别论述，从而说明了各家所论中风是名同证异，且不可混淆而谈。故认为中风二字，是广义的论述，不是专指卒中而言。至于卒中暴厥、眩晕昏仆之疾，即《内经》所谓大厥、煎厥、薄厥，这正符合后世医家类中说法的范畴。

中风病发生机制：《素问·玉机真藏论》谓“春脉如弦，……其气来实而强，此为太过，太过则令人善忘，忽忽眩冒而巅疾”，以及三厥的叙述与中风有密切的关联。与肾阴亏损、肝风内动的内在因素、致病原理相吻合。

复习历代各医家有关中风的文献，看来实自汉唐以降，反将《素问》的三厥忽略，不复注意。首由《金匮》、《甲乙》开其端，《千金》、《外台》承其弊，将中风混淆而谈。迨至金元才有内风的认识，这是中风病的一大转折点。明清喻嘉言、叶天士两家对中风病的发病机制有进一步的发挥。其实《素问》对三厥论述之详尽，与现代医学谓脑血管病的描述颇相类似，后人多不觉悟，注家亦说得模糊，引人入歧途，遂致古人精义，几乎埋没不传,可为浩叹!今既证明此三厥即是内风昏瞀之病,更知上古经典医理至精至确,可称为超凡入圣之学,非汉唐以降所望其项背。迨至读了金元各家以及喻、叶等名医之著作,指给我们后学光明途径,恰合临床实践。

一、中风十三治成套穴位的形成

中风病分为真中、类中两大类。真中系外风所起,类中均由内风而成。分析历代文献,结合整体观念与临床实践,在四诊八纲、辨证论治的基础上,对真中风的形证,再据类中风证型,在临床运用十三套配穴,名曰中风十三治。

中风十三治是王乐亭老医生从事针灸临床50年中,经大量的实践,探索,验证,对各类型中风的患者,找出有效的穴位,逐渐积累、归纳,考正疗效,形成精确、合理的十三套配穴处方。

二、中风十三治处方内容及其适应证

(一) 针灸预防中风以及它病

人在未得中风时,一两月前,或三四月前,不时手大指食指麻木,或足腿发酸麻,良久方解,发麻侧为将中风之候。如无以上情况,有高血压的人不时头晕,也可用此法预防。或用滋阴益肝肾的药,再保守元阳,也能预防。

我在临床实践经验,精确选定,手不过肘,足不过膝,井、荥、俞、原、经、合6个穴位,即曲池、合谷、内关、阳陵泉、足三里、三阴交。用来平阴阳,和脏腑,调气血,通经络,能收到预期的效果。六穴对刺,定名手足十二针。先针健侧,后针患侧,手法先补后泻,留针30分钟。用此针法预防,有症状就针,隔日针1次,以7次为度,以观后效。

灸法预防精确选定气海、关元二穴。

春夏相交灸气海(一名丹田,丹田就是炉灶,它能补阳虚,阳虚指的是气火不足),每日灸7壮,灸7次为止。夏秋相交灸关元(一名血海,因其穴在下腹内,男藏精,女储血,故名血海)。它能补阴虚,阴虚指的是精血亏损。所以用气海、关元二穴,调补真阴元阳,起到预防疾病、强壮身体作用。每日灸7壮,灸7次为止。要是每年春秋两季常灸,还能延年益寿。

(二) 对中风病的认识和经验

真中风是外风:中经络,没有昏倒,神志清楚。

类中风是内风:中脏腑,忽然昏倒,不省人事。

精血亏损的人,风中于脏,舌强不语,半身不遂,手足拘挛,此属阴证。

气血虚衰的人,风中于腑,二便阻隔,半身不遂,手足瘫痪,此属阳证。

左半身肝肾所居之地,肝藏血,肾藏精,肝主筋,肾主骨,精血亏损,不能营养筋骨,以致偏瘫而不用。

右半身肺脾所在之处,肺统气,脾统血,肺主皮,脾主肉,气血虚衰,不能充实皮肉,以致偏枯而不仁。

左半身不遂的病人,多有不妨碍语言,重则謇涩。

右半身不遂的病人,多有妨碍语言,重则不语。

外中风:率因气虚体弱,营卫失调,腠理不密,邪乘虚入。中络发现口眼歪斜,半脸麻木;中经半身沉麻无力,重则半身不遂。

内中风:多由真阴亏损,内热弥甚,热极生风,煎熬津液,凝结为痰,壅塞经脉,发现半身瘫痪,语言不清,重则不语。

中风舌强不语,加哑门、中冲,用泻法。

中风舌缓不语,加风府、关冲,用补法。

半身不遂,手不伸,加少府、中渚。

半身不遂,手不握,加外关、支正。

脚内翻:补丘墟、申脉,泻商丘、照海。

脚外翻:解溪透中封,昆仑透太溪。

中风后遗症:见人就笑的不休,加神门。

中风后遗症:见人就哭泣不止,加少冲。

1. 中风闭证形状:忽然昏倒,喊叫不知,口噤,面赤,气粗,痰鸣,手握,二便闭阻,脉象弦劲滑实。

治法:开关通窍,泄热降痰。先用锋针刺百会、四神聪、手十二井出血,后用毫针刺泻人中、风府、颊车、合谷、劳宫、太冲、涌泉补。

2. 中风脱证形状:忽然昏倒,不省人事,面白,目闭,口张,气憋,自汗,肢体凉,脉微细如无,或无脉。

治法:回阳固脱,温肾复脉。先灸神阙,(一名生门),用炒盐将肚脐填平,上覆姜片用大艾炷灸数十壮至百壮,并灸气海、关元二穴,亦用大艾炷灸数十壮至百壮,以体温脉复为度。如不效即转院抢救。

上述脱证:如现面色苍白,汗大泄,四肢厥逆,眼闭肝绝,口张脾绝,气憋或有痰声肺绝,手撒心绝,遗尿肾绝,如现一二脏脱绝或可救,若现五绝无脉必死不治。

3. 真中风中经络

(1)风中络脉:

轻型:症现发热恶寒,口眼歪斜,半面肌肉麻痹,口漏水,眼流泪,咀嚼不利。

治法:针末歪之面侧。

用穴:人中、承浆、地仓、颊车、颧髎、阳白、四白、大迎、合谷。

重型:症现口歪甚,流涎漏水,不能吸烟喷水,眼不能闭流泪,半脸麻木,颊塞饭,舌尖歪,额纹不起。

治法:逐瘀血络,解表散风。

用穴:阳白透鱼腰,四白透承泣,太阳透颧髎,攒竹透丝竹空,地仓透颊车,口禾髎透巨髎,曲池、合谷、列缺。

(2)风中经脉:

轻型:症状见头重脚轻,半身沉麻无力,走路歪斜,或半身不遂,无其他症状。

治法:调气血,通经络,驱风散邪,健强运动功能。

用穴:曲池、内关、合谷、阳陵泉、足三里、三阴交,先针健侧,后针患侧,手法先补后泻。

重型:症状见头晕口歪,面红目赤,语言謇涩,半身不遂。

治法:清头面风热,其余同上。

用穴:百会、风府、风池、肩井、肩髃、曲池、合谷、列缺、环跳、委中、阳陵泉、绝骨、丘墟、太冲,针患侧,手法先泻后补。

风中经脉轻重型两套穴,轮换使用,留针30分钟。

4.类中风中脏腑:病因病机为劳倦过度,忧郁忿怒,肾阴亏损,水不涵木,肝阴虚弱,肝阳偏胜,上结风火交煽,病成肝风内动所致。

(1)风入于阳中腑:

轻型:多着四肢,头晕,眼花,口苦,舌干,言謇、语涩,半身麻木,手足瘫痪。

治法:滋阴平肝,降热清脑,调和肠胃,生长气血,强壮肢体,恢复健康。

用穴:百会、风府、中脘、章门、曲池、内关、合谷、足三里、阳陵泉、三阴交。

重型：症状见不思饮食，二便阻隔，六腑不调，肠胃虚弱，消化不良，其余症状同上。

用穴：六腑俞对刺，先健侧后患侧，手法同补。

（2）风入于阴中脏：

轻型：多滞九窍，是阴虚阳实，内伤所起，语言謇涩，口眼痴呆，半身麻沉，手足拘挛，上肢不能抬举，下肢强直，此乃阴虚体弱，五脏虚衰。

治法：用从阳引阴法。

用穴：用五脏俞、膈俞。

重型：舌强不语，口流涎，起坐翻身需人扶持，其余症状同上。

治法：阳虚气弱，五脏虚衰，不能荣养全身，以从阴引阳法，宜内脏腑募穴。

用穴：巨阙、中脘、关元、中极、中府、期门、章门、京门、天枢。舌强不语，加哑门、中冲。舌缓不语，加风府、通里。

5. 陈旧型：中风后遗症，久治不愈，年深日久，气血瘀滞，经络不通，上肢软弱，肩不能抬举，肘不能伸屈，手不能持握，下肢拘急，强直无力，行动困难等。

治法：调气血，通经络，壮筋骨，利关节。

用穴：风池、肩井、肩髃、曲池、尺泽、合谷、中渚、环跳、风市、阳陵泉、阴交、绝骨、丘墟、太冲。上午针健侧，下午针患侧，手法都用补。

6. 顽固型：中风后遗症治疗不当，拖延日久，大筋软短，小筋弛长，肩脱，肘挛，腕垂，手握，胯、膝、踝、强直，脚内翻，马蹄足，走路瘸拐，脚或蹭地。

治法：贯通皮、脉、肉、筋、骨，舒筋利节。

用穴：肩髃透臂臑，腋缝透胛缝，曲池透少海，外关透内关，阳池透大陵，合谷透劳宫，环跳透风市，阳关透曲泉，阳陵泉透阴陵泉，绝骨透三阴交，昆仑透太溪，太冲透涌泉，丘墟透申脉。

我以前认为中风病，以肾亏为起因，专以补肾为主治，效果不够满意。在进一步钻研及查阅历代有关文献后，根据前贤指出之补肾不若补脾一语，意识很有道理。并在临床实践中收到理想的效果。因为脾胃是后天之本，又为五脏六腑之根。人的生命、身体健康，必由水谷之精气，内洒陈五脏六腑，外营养皮脉肉筋骨。若补脾胃增加饮食，达到全身强壮起来，比补肾胜强多矣。

这十三套治法，所以用补脾调和胃肠。

用穴：上脘、中脘、下脘、气海、关元、天枢、章门、内关、足三里、三阴交。

手法：捻针用补，留针 30 分钟。

若年深日久的身体衰弱，肌肉消瘦，都可以用此法，久留针 60 分钟。

高血压症：附预防中风法。

身形：体胖，肩宽，项短，为中风体质。

症现：头晕目眩，胸闷心跳，烦乱易怒，失眠乱梦，饮食不香，二便不畅，脉象左关弦急而动，右关虚弱无神。

在日常生活中，谨守劳逸合度，禁忌房室、过饥过饱、烟酒厚味。寒温适宜，喜怒合适。

调补肝、脾、肾三脏，每年立秋始灸关元穴 500 壮，每日灸 15 壮，滋阴潜阳，平肝健脾。

用穴：

第一方，百会、风府、大椎、身柱、天柱、大杼。

第二方，五脏俞加膈俞。

第三方,手足十二针。

第四方,老十针。

按以上所用的针法、灸法,在临床实践中可以预防中风之症。

从临床上概括中风分为中经络与中脏腑两种类型。中经络在中风中称为真中,症状较轻,其发病较缓,没有昏倒现象,只现半身麻木或不遂,口眼歪斜,语言謇涩。中脏腑来势凶猛,突然昏倒,不省人事,鼻鼾痰鸣,多在暴怒、酒后、烦劳过度情况下发生,往往丧失生命。从临床观察以得过中风已愈,又复发中风,多现昏仆不醒人事,无论新病久患,忽然吐出红色物者,或脱证出现五脏绝象,昏仆后目合、口张、手撒、大汗、痰声曳锯、遗尿等症,多不可救治。

病人左肾阴亏,患右半身不遂;右肾阳败患左半身不遂。右半身不遂多有妨碍语言,轻者謇涩,重者不语。男子主失,多因肾亏阴虚,劳损而得。女子主化,多因肝郁气滞血瘀而患。

中风有左有右,左半身肝肾所居之地,肝藏血,肾藏精,肝主筋,肾主骨,精血亏耗,不能营养筋骨,以致偏瘫而不用。

右半身肺脾所居之处,肺统气,脾统血,肺主皮,脾主肉,气血虚衰,不能充盈皮肉,呈现偏枯而不仁。

凝结死血为瘫,湿痰气弱为痪。在治则上滋阴养肝肾,蓄藏精血,健强筋骨而疗左瘫;壮阳温肺脾,运化肺脾气血,输养皮肉以疗右痪。

治疗中风病,根据病症,在十三套配方中适宜选用之,并灸关元500壮,预后良。因关元为人之根本,又是肝、脾、肾三脏聚会之所,精血之所藏,五气之真元,男子以藏精,女子以蓄血,故名下纪,五脏之病应为主治。

从临床实践观察具有以下素质之人易发中风：

1. 卒中体质：年在50岁前后，身体肥胖，面赤气粗，肩宽项短之人。

2. 硬化体质：身体消瘦，面黄气怯，皆是缺乏脂肪之人。

3. 平素嗜好烟酒膏粱厚味之人。

4. 其家族祖父母及父母之人有患中风之人。

5. 有色欲过度、七情所伤之人。

6. 真阴亏损，肝阳上亢，气滞血瘀之人。

7. 年老气血虚衰，不加保守元阳，真阴暗耗之人。

8. 寡居数载，独阴无阳，性情忧闷，操劳过度之人。

经 别

本篇的主要内容是介绍十二经别脉的道路。

经别是由丨二经脉别出的支脉所组成的系统。其循行的路线深而且长，由四肢深入内脏，而后出于头项。它是包括在十二经脉范围以内，在阴经和阳经互为表里的配偶之间，即手足太阴合于手足太阳，足厥阴合于足少阳，手足少阴合于足阳明，手厥阴合于手少阳，称为六合，出入离合，作为中途联系的通路。也就是正经别行的支脉，所以简称为“经别”。

足太阳膀胱经别行的正经，开始时别入膝腘窝中，相当委中穴之处，由此上行，其一道尻臀下5寸处，在承扶穴处，别脉之络，向上入于肛门，内行腹中，属于膀胱本腑，再散行至肾脏，沿膂内上行当心部而分散；其直行的从膂上出于项部，再入属于足太阳本经的经别，与膀胱经成为一经，这就是足太阳本经之外别行的一经。

足少阴肾经别行的正经，由涌泉至内踝下照海穴开始时，到膝的腘窝中，别走与足太阳膀胱经脉相会合，再向上内行到肾脏，当十四椎下的两旁肾俞，出属于带脉。其直行的经脉，上行系于舌根，复出绕走于项部，相合于足太阳的经脉。这就是足太阳与足少阴互为表里，二经在六合中的第一个合。

这一表一里，两经的相合关系，也就是以各阳经的正经与诸阴经的经别，上行而结成配偶，都称为别出的正经。

足少阳胆经别行的正经，循胁里出气冲，绕脾部而入于阴毛中，与足厥阴肝经相合；其别行者，进入季胁之内，沿着胸里，入属于本经胆腑，散行，上至肝脏，贯穿过心部，上挟于咽喉，出于腮部与颌部（颏下结喉上的中间），散布于面部，系于眼球内连于脑的脉络，与足少阳胆经的本经相会合于眼的外角处瞳子髎穴。

足厥阴肝经别行的正经，从足背上别行，上行于阴毛中，与本经相表里的，足少阳胆经别行的正经向上偕行。这就是足少阳和足厥阴的表里二经，在六合中的第二个合。

足阳明胃经别行的正经，上行至脾部，当髀关穴处，进入腹内，入属于本经胃腑，散行至脾脏，上通于心，入缺盆上沿咽喉，出于口部，上行鼻梁和眼眶，还绕系于眼球内，连于脑的脉络，头维穴处，合于足阳明胃经脉。

足太阴脾经别行的正经，与胃经相表里，亦上行至髀部，合于足阳明胃经，与足阳明胃经别行的正经，向上偕行，上结于咽喉部，贯穿于舌中。这就是足阳明胃经和足太阴脾经，为表里二经，在六合中的第三个合。

手太阳小肠经别行的正经，是自上而下行的，从肩后骨缝处别行，相当于肩贞处，入于腋下，走入心脏，系于小肠本腑。

手少阴心经别行的正经，别入于腋下 3 寸渊腋穴，两筋之间，属于心脏，上行过咽喉，出于面部，与手太阳小肠经的一条支脉合于眼内角处睛明穴。这就是手太阳和手少阴，为表里二经，在六合中的第四个合。

手少阳三焦经别行的正经，象高高在上的天一样，从人身最高处的头顶中央百会穴，开始入于缺盆，向下走入三焦本腑，天池、渊腋穴，散行于胸中。

手厥阴心包络经别行的正经，别出于下行，腋下 3 寸天池，入于胸中，别走隶属于三焦，沿喉咙上行，出于耳后，与手少阳三焦经会合于完骨的下方天牖穴，这就是手少阳和手厥阴为表里二经，在六合中的第五个合。

手阳明大肠经别行的正经，从手臂肘臑部上行，沿侧胸和乳部之间，别出于肩髃穴处的前廉，上出柱骨，复向下走至本经的本腑，上至于肺脏，再向上沿喉咙，出于缺盆，而与手阳明经脉相会合。

手太阴肺经别行的正经，别于心包络经天池穴，手少阴经的前方，入走肺脏，散行至大肠，上行出缺盆，沿喉咙再与手阳明大肠经相合。这就是手阳明与手太阴为表里二经，在六合中的第六个合。

以上各节具体说明了十二经别的循行概况，它不仅是联络内脏和体表，沟通十二经脉表里，与十二经循行通路密切相关的另一个系统，而且具有渗灌脏腑，辅助正经在体内外循环的功用。在生理上、病理上和十二经脉，有同样重要的价值。归纳以上各节所指出的十二经别离合出入的关系，其中具备了以下的几个特点。

一、十二经别的循行与正经不同之处

主要是表现在离合出入的关系方面。由于每一条经别，都是从其所属的正经分出，这种现象就叫作离和出。阳经经别，自本经别出而循行体内后，仍合入本经。阴经经别，自本经别出而循行体内后，不再回入本经，却与其互为表里的阳经相合。这种现象，就叫做合和入，

例如：足太阳与少阴经，别合于膝腘窝，上合于项、天柱穴。足少阳与厥阴经，别合于阴毛际、曲骨穴。足阳明与太阴经别合于髀关穴。手太阳与少阴经，别合于眼内角睛明穴。手少阳与厥阴经别合于完骨之下天牖穴。手阳明与太阴经别合于喉咙。这种六合，也就是加强了十二经脉在体内的联系。另一方面，各条阴经的循行通路，因阴阳相合，仍可借阳经的

通路起作于头面。所以在临床上，治疗头面疾患时，除了可以取治分布于该部的阳经之外，并可取治与它互为表里的阴经。为手太阴肺经的少商穴治咽喉痛，列缺穴是主治头项疾患的穴位，也就是基于经别的原因而来的。

手厥阴经的劳宫穴治口舌生疮，手少阴的神门穴主治喘逆、咽喉干痛不食。

二、十二经别的循行

都是从四肢开始，深入内脏，然后再上至头颈浅部而表里相合。它的出入离合的部位，虽和十二经的循行通路有密切的关系，但在循行的顺逆方向上，即与十二经脉的循行并不一致，而且还有显著的区别。

例如：手三阴经的循行，都是自胸至手。而经别却是自腋下，行入胸腔以后，再上行向头，合于手三阳经。手三阳经的循行，本来都是从手走头。而手太阳的经别，却是自腋直接下行，走入内脏。手少阳、阳明的经别自头颈而后，下行内脏。足三阴经经脉的循行，本来都是从足至胸，而经别却是从足向头。

不过经别循行，其离合的部位，主要还是决定于正经的。

例如：足厥阴肝经的循行，是循股阴入毛中，而足厥阴经别也是上行毛际。足少阳胆经循行，是出气冲绕毛际。足少阳经经别，也是绕行髀关而入毛际。又因肝经是入颃颡，连目系。胆经则起于目外眦，所以肝胆二经的经别，也都相合于目外眦。以此为例，也就说明了经脉和经别之间的相互关系。

三、十二经别之中的六阳经都要行过与其相表里的脏腑

为足少阳之别，散之于肝。足阳明之别，散之于脾。足太阳之别，散之于肾。六阴经经别也都行过本脏。这不仅说明了十二经别都和脏腑相联属，在肌体内部起着濡养脏腑的作用，而且突出阴阳两经互为表里的配偶关系。其分布与相互的关联，比四肢由络穴来沟通表里的组织更为缜密。从而不难理解，表病在阴经取穴，里病在阳经取穴，而能够获得一定疗效的原因。

另一方面，正由于十二经别都是十二经脉别行的正经，所以不但在病理上基本和正经相同，而且在经别循行通路上发生的症候，大多也和经脉篇所载的相同。因此在本篇中，也并不再指出经别的症候。从临床上的实践证明，经别对部分腧穴主治性能有很大的影响。各经腧穴所能主治的症候，其发病部位，有一些并非经脉所能到达，相反的而是经别能到达之处，而取该经腧穴进行治疗往往能获得显著疗效。

例如：足太阳膀胱经的承扶、承山穴等都能治疗痔疾，但是膀胱经的循行通路并不到达肛门，只有经别的循行则是下尻5寸别入肛门。由此可见，因为每一经脉都有它的经别，所以每一经腧穴，主治的范围，并不仅仅局限于在经脉的循行部位，这也就具体的说明了经别的作用。

痹　论

《内经》云:“风寒湿三气杂志,合而为痹也”。痹者闭也。三气犯其经络之阴而病也。故《内经》曰:“病在阳曰风,病在阴为痹”。

三气杂至壅蔽经络,血气不行,不能随时祛散,故而为痹。或偏身或四肢,挛急而痛,或有不痛者,病久入深也。入于骨则重,而不举为骨痹。入于血者,则凝而不流,为脉痹。入于筋,则屈而不伸,为筋痹。入于皮则塞在皮毛,为皮痹。骨、筋、脉、肉、皮间得邪,则气缓,故虽痹而不痛。然痹之为病,每以时遇,如冬气在骨,遇三气故成骨痹。春气在筋,遇三气故成筋痹。夏气在脉,遇三气故成脉痹。长夏季在肉,遇三气故成肉痹。秋气在皮,遇三气故成皮痹。皆各以主时受之也。

一、风寒湿三气之相胜其为病

(一) 风气胜为行痹

游行上下,随其虚处,风邪与正气相搏,聚于关节筋弛,脉缓,痛无定处,古名“走注”,今名“流火”。俗为“鬼箭风”之说。而其所统之病,有湿伤肾,肾不生肝,肝火挟湿,走注四肢,有肢节肿痛,日夜无已时者。

(二) 寒胜为痛痹

四肢挛急,关节浮肿,痛有定处,又名“痛风”。而其所统之病,有兼风者,有兼湿,而天阴即发,身体沉重者,有兼痰者,有兼火者,有湿热者,有兼血瘀者,有昼静夜发者,痛如虎咬。此正名曰“白虎历节风”。

（三）湿胜为着痹

病而不移，四肢缓弱，精神昏塞，皮肤不仁，而其所统之症不外麻木。

二、风寒湿三气之脉象

风胜之脉必浮，寒胜之脉必涩，湿胜之脉必缓。三痹所胜治以所胜为主。然不可举一废二。三痹之外，更有热痹、周痹。

热痹：由脏腑移热，复遇外邪，故身热，唇口反裂，皮肤变色也。

周痹：由犯三气遍尽于身，故周身俱痛也。

三、辨痹痿中风之异论

《灵枢》曰：病在阳曰风，病在阴曰痹，阴阳俱病曰风痹。阳者表在上。阴者里与下也。总之，痹本气闭不通，或痛，或痒，或顽麻，或手足缓弱，与痿病相似。但痿病因血虚火盛肺焦，而痹因风寒湿气侵入而成也。痹又为中风之一，然受病各异，痹兼三气阴受之。中风则为阳受之，医者当辨明类别而推之。

四、论痹证有痛与不痛之分

痛：风寒湿三气，杂至合而为痹。风者，善行而数变，其痛流行而无定处。寒风胜者为痛痹，因寒为阴邪，痛属阴，是以寒气胜者为痛痹。湿气胜者为著痹，因湿流关节，留而不去为著痹。痹脉微大或小，紧或沉细。

不痛：病在骨则重，在脉则血凝而不流，在筋则屈不伸，在肉则不仁，在皮则寒，此五者皆不痛。因痹侵邪入人之形体，而来伤五脏之气,故不痛。痹者闭也,五脏六腑感于邪气,乱真元闭而不仁。

痹病或痛,或痒,或麻,或急,或缓而不能收持,或挛而不能舒张,或立行困难,或言语謇涩,或半身不遂,或四肢蜷缩,或口眼偏斜,或手足欹侧,或行走而不能言语,或言语而不能行步,或在左偏枯,或右壅滞,诸症出于痹也,乃为风寒暑湿之气,中于人使之然。

风痹日剧而夜静,寒痹日静而夜剧。湿痹筋、脉、皮、肉受之。肌肉消为偏枯,此痰之作,多在四时,阴雨之时,及三月九月,太阳寒水用事之月,或濒水之地,劳心之人,辛苦失度,触冒风雨,痹从外入。

风痹走注痛,俗名“流火”。寒痹痛在肌肉。湿痹多著关节肿痛。痹证寒在中则脉迟,热在中则脉数,风在中则脉浮,湿在中则脉濡,虚在中则脉滑。

朱丹溪倡“阳易动,阴易亏,阳常有余,阴常不足”的学说。主张治病要重养阴,戒燥热,滋阴降火,要人们节饮食,或戒嗜欲,以防治病而养生延年。

《灵枢·周痹》篇曰:“周痹者,在于血脉之中”。其痛,循行十二经的路径走上下,阴走阳,阳走阴,左串右,右串左。

五、痹证之传变

骨痹不愈复感传肾,筋痹不愈复感传肝,脉痹不愈复感传心,肌痹不愈复感传脾,皮痹不愈复感传肺。说明痹证久不愈,各按其时,重感风寒湿三气,传于脏。

六、痹证预后

留于皮肤间的易愈,留于筋骨间的难愈,入脏则不治。

七、痹证的治疗大法

先宜宣通经络,舒调气血,然后风胜的用搜逐法,寒胜的用温散法,湿胜的用清利法。

八、配穴大法

主穴:风门,胆俞,胃俞,大肠俞,肩髃,曲池,合谷,环跳,风市,阳陵泉,委中,绝骨,三阴交,太冲。

配穴:

肩背部:肩井,肩贞,巨骨,肩中俞,肩外俞。

腰脊部:人中,大椎,命门,腰俞,大杼,上次中下髎。

胁肋部:支沟,阳辅。

腿膝部:足阳关,曲泉,阴谷,膝关,膝眼,阴市,阴陵泉,阳陵泉,足三里。

手腕部:天井,小海,少海,阳池,阳溪,阳谷,八邪。

足腕部:太溪,解溪,丘墟,昆仑,八风。

以上主穴、配穴轮流选用,按症之轻重虚实,施行补泻手法。

九、痹证分型论治

(一) 风胜型

症状:上下左右,走注疼痛,无一定的处所,也无红肿现象,脉象浮缓或弦紧。

针灸用穴:大椎,肩髃,曲池,合谷,风门,环跳,风市,昆仑。

(二) 寒胜型

症状:疼痛苦楚,手足拘挛,遇寒则甚,得热则减,脉象浮弦或沉迟。

针灸用穴：大杼，肩髃，手三里，合谷，环跳，阳陵泉，足三里，绝骨。手法用补法，少针多用灸法。

（三）湿胜型

症状：身体滞重，手足不举疼痛，有一定部位，每遇阴天雨时增剧，脉象浮缓或濡迟。

针灸用穴：肩髃，曲池，合谷，梁丘，阴陵泉，阳陵泉，足三里，阳辅，昆仑。手法用泻法，针后可加灸法。

（四）热化型

症状：局部红肿疼痛，唇口干燥，甚则口渴喜饮，脉浮洪或浮数。

针灸用穴：肩髃，曲池，合谷，环跳，委中，阳陵泉，足三里，三阴交。手法用泻法，只针不灸。

（五）虚弱型

症状：疼痛麻木，感觉迟钝，脉象沉迟或细涩无力。

针灸用穴：肺俞，心俞，膈俞，肝俞，胆俞，脾俞，肾俞；或用曲池，合谷，内关，阳陵泉，足三里，三阴交。手法用补法，可灸气海、关元、命门（轮流使用）。

以上穴位已在前文中解释，这里不再重复。

论失眠健忘惊悸怔忡症

一、失眠

不易入睡,或入睡易醒,或整夜转侧难入睡。古称“不寐”。今即一般所谓失眠,西医学诊断称之为神经衰弱中的一个主症。故《内经》云:卫气不得入于阴,则阴虚故目不瞑。

(一) 失眠病因

多因思虑忧郁,劳倦过度,心脾血虚,或病后,妇人产后,气血虚弱,体倦神疲,头重目眩,舌质淡,面色不华,为血虚所致;亦多有烦躁多汗,口舌干燥,肾阴亏损,心火独亢,引起不能入睡的。明代张景岳说:“寐关乎阴,神其主也,安则寐,神不安则不寐。其所以不安者,一由邪气之扰,一由营气之不足”。

饮食积滞和痰火中阻,也能引起失眠。即《内经》:“所谓胃不和,则卧不安”。证见痰多胸闷,二便不畅,舌质腻,脉象滑。

(二) 失眠症候

思虑过度,心脾耗损,血虚无以养心,以致终夜不寐,或寐而易醒,法宜补益心阴。

担扰过度,相火易动,魂摇神漾,心中烦热,或五心潮热,舌绛咽干,干咳无痰,脉象细数,法宜滋阴清热。

心火亢盛,少睡即醒,心烦口干,舌质淡红,脉象数细,法宜清火安神。

(三) 失眠治则

失眠多为因其他疾病所引起的一个症状，治疗必须结合全身症状，详察原因，然后辨证施治。临床辨证，可归纳为虚实两大类。虚者多为营血不足，实者多为邪气之扰。虚者治以补心安神，或滋阴清火；实者宜治痰和胃或清肝泻火。由于失眠多为情志病所引起，所以补心安神为一般常用之法。

二、健忘

（一）健忘病因

健忘亦称善忘和喜忘，多因思虑过度、脑力衰竭引起。古人云“人之神宅于心，心之精依于肾，而脑为元神之府，精髓之海，实记性所凭也”。汪讱庵说：治健忘者，必交其心肾，使心之神明下通于肾，肾之精华上升于脑，精能生气，气能生神，神定气清，自解遗忘之失。

（二）健忘症候

凡思虑过度，心脾两伤健忘者，宜补养心脾。心火不降，肾水不升，神志不宁，恍惚健忘者，宜交通心肾。

素多痰饮，痰浊上泛，神明而健忘者，宜化痰、宁神之法。

心气不足，因而怔忡、健忘盗汗者，宜安神固气。素禀赋不足，或劳心诵读，以致精神恍惚，容易健忘者，宜补养心肾。

其他外伤、跌仆致头脑震荡者，亦有健忘之现象，在临床治疗时，要全面掌握，灵活治疗。

（三）健忘治则

此病多责之于心肾不交，临床治疗多以养心安神、补肾益精等法为主。土为后天之本，气血生化之源，补心亦能养心，故补脾是常用治疗健忘的法则。

三、惊悸

（一）惊悸病因

惊与悸是两种不同的症状。惊是触遇外界事物的巨变，或闻异声，因而猝然惊骇。悸是心脏惕然跳动不宁，自觉心脏跳动，称为“心悸”。严重的称“怔忡”。均属心神不安之证。亦有属于外因的，多由耳闻巨声，目见异物，或遇险临危，惊慌不定，称之“惊悸”。属于内因的，以心血不足为主，心失所养，神不守舍，常有心慌内怯的现象。故外因发病，为暂为浅，内因其来以渐，其证较深。但惊可生悸，悸易为惊，二者常是相联的。一般受惊心悸，神定便止，不用治疗。如果多日不愈，心中烦乱，坐卧不安，睡眠梦忧，饮食减少，多与心肝火旺，或肝胆气怯有关。

水气上逆，亦使心悸，称之为“水气凌心”。症见头眩胸闷，口渴不饮，小便短少，脉象沉弦。此症主要由心阳不振所起，治宜通阳利水，不须安神。

多梦，睡眠不熟，梦扰纷纭，且多见可惊、可怖、可怪之事，常见于血虚证，以心神不安为主。《金匮要略》说：“血气少者，属于心，心虚其人多畏，合目欲眠，梦远行而精神离散，魂魄妄行，故梦多。”

（二）惊悸症候

气血虚而悸，其证面白少气，脉大无力，自觉心中空虚，惕惕而动。此由心气内虚所致，治当益气安神。

血不养心而悸，其证唇口无华，夜寐不宁，舌质淡红，脉来细弱。此由血不养心所致，治当养心安神。

阴虚火旺而悸，如用脑过度，写作烦累，心神暗伤，以致遇事易忘，一经思虑，则心悸不停，不能安卧。此由心阴不足，心阳独亢所致。法当滋阴降火,安神宁心之。

痰火而悸,其证烦躁不眠,梦中恍惚,舌苔黄,脉象大,心中时而动悸。此由痰热内生,上扰心包所致。治宜清心豁痰之法。

(三) 惊悸治则

本病治疗,一般以安神镇静,补血宁心为主。并应戒怒戒酒,避免过劳极思。本病虽以虚证为多,但停痰蓄饮者,亦须应用化痰蠲饮法。

四、怔忡

(一) 怔忡病因

是心胸跳动无有终时,往往上抵心胸,下至脐腹的一种证候。其原因主要是思虑过度,心血虚损,以及惊悸等证拖延日久而成。怔忡是胸腹惕惕无有宁时,心悸则时作时止。休作有时,在病情上以心悸比怔忡为轻。怔忡比心悸为重。心悸有虚实之分,而怔忡多偏于虚证,这是在临床上辨证的关键。

(二) 怔忡症候

本病的主要症状是心跳动力强,而且很不规律,怔怔忡忡。如先天性不足,证见心脏跳动,身体衰弱;如后天营养不足,脾胃虚弱,不足以生心血,则见贫血现象。睡眠不宁或竟不寐,面黄瘦弱,暗淡无光,脉象沉细。

(三) 怔忡治则

怔忡与惊悸治法大致相同,但有轻重之分。以补心血,扶正气为主,不可妄施通利,以致虚其虚。

五、有关失眠健忘惊悸怔忡的体会

失眠、健忘、惊悸、怔忡不是独立的病证,是因其他疾病所引起的症状，多半是内因而致病。而在西医学中诊断为神经衰弱或神经官能症，是在临床上常见的一种慢性病。在祖国医学中虽没有这个名称，但与这个病相类似的记载如清代的《笔花医镜》所说：心之虚血不足也，脉左寸必弱，其症为惊悸、健忘、虚痛、怔忡、遗精。肝之虚为胁痛，目干心悸，口渴烦躁，发热。肾之虚为头痛耳鸣，夜热盗汗，腰腿酸痛，足软，日视无光。根据上述症状，中西认识看来还是较一致的。根据上述，本病不外乎心、肝、肾三脏的功能范畴。故《素问·灵兰秘典论》说："心者，君主之官也，神明出焉，……肝者，将军之官，谋虑出焉。……肾者，作强之官，伎巧出焉。"按照这段经文，说明了心脏如同一国之元首，在人体功能上讲，它占重要地位。肝脏比将军，故能思虑判断。肾脏所谓作强之官，而出技巧，就是智慧。神衰者多由喜怒不节，思虑过度，纵情色欲，气郁不达，绵延岁月而成此病。执果求因，此病为心、肝、肾三脏之病是有一定的道理。所以在治疗上不能忽视。

六、失眠、健忘、惊悸、怔忡的治疗

失眠、健忘、惊悸、怔忡是症候群，是相互关联的，所以在治疗上，也不能分割，须按症状虚实、轻重而来处理。

（一）思虑伤脾

思虑伤脾惊悸盗汗倦怠，纳少健忘者，舌质淡，脉弱。

用穴：心俞，肾俞，神门，魂门，合谷，足三里，三阴交，脾俞。

（二）心血不足

心血不足，神志不宁，怔忡，健忘，脉细数者。

用穴：心俞，肾俞，神门，内关，三阴交。

（三）肾水不足

肾水不足，心火上炎，心烦不得眠，脉数。

用穴：心俞，肾俞，神门，太溪，大陵，三阴交。

（四）虚劳

虚烦不得眠。

用穴：肺俞，太溪，太渊，神门，内关，三阴交。

（五）湿痰壅盛

胸膈不利，气闷夜卧不眠，脉象滑，舌质腻，口苦。

用穴：中脘，气海，天枢，内关，足三里，丰隆，脾俞，膈俞。

（六）胃不和

有食滞，卧不安，胃有胀满痛，脉实，舌苔厚。

用穴：中脘，气海，天枢，足三里，神门，厉兑，隐白，脾俞，胃俞，三焦俞。

（七）阴虚血少

心惕惕而跳，摇摇而动，脉虚而数。

用穴：心俞，神门，足三里，通里，内关，三阴交，灸关元穴。

（八）肾虚

智不足，心虚神不充，心肾两虚，神思泱散，遇事易忘，脉尺寸俱虚。

用穴：心俞，肝俞，脾俞，肾俞，神门，内关，三阴交，太溪，灸气海、关元穴。

（九）治疗穴位解释

1. 心俞：为足太阳膀胱经背部的俞穴。它有养心安神之功，清神宁志之效。

2. 肾俞：为足太阳膀胱经背部之俞穴。肾为后先之本，它有滋阴益肾，益水壮火之功。对心火上炎，神不守舍之失眠，能使坎离交济而神安。纯补真阴。

3. 神门：为手少阴经之穴，是心经之原穴。它可安神宁心,清心经之热,调气逆。

4. 魂门:为足太阳膀胱经之俞穴。在肝俞穴旁开 1 寸半。肝藏魂,主治肝经热盛,木火交炽的不眠之症。

5. 合谷:为手阳明经之原穴。性能清轻走表,上通头面诸窍。有泄热止汗之功,又是四总穴之一的"面口合谷收"。

6. 足三里:是足阳明胃经之合穴,为胃府之枢纽。胃为后天之本,五脏六腑皆赖胃气以营养。它有升清降浊之功,导痰行滞之效。又是人身延年益寿之保健妙穴。

7. 三阴交:为足太阴脾经之穴,又是肝、脾、肾三经之交会穴。其在补脾之中,兼可补肝阴肾阳,是三阴交独有气血两补之功。

8. 太溪:是足少阴肾经之原穴。主治手足厥冷,阴虚咳嗽,对心肾虚不眠有效。

9. 大陵:是手厥阴心包络之原穴。有清心,宁神和胃,宽胸之能。

10. 太渊:是手太阴肺经之原穴。有清肃上焦肺气之功,止咳化痰的作用。

11. 膈俞:是足太阳膀胱经背部俞穴,为"血之会穴"。大凡血虚、血亏、贫血、心悸不安等均用之。

12. 胃俞:是足太阳膀胱经背部之俞穴。有调中和胃,化食消滞,扶中气虚弱的作用。

13. 脾俞:是足太阳膀胱经背部之俞穴,有理脾助运化之功。脾胃为后天之本,调五脏而生血,脾主运化。

14. 三焦俞:为足太阳膀胱经背部之俞穴。有消胸膈胀闷,利气和中之效。

15. 内关:为手厥阴心包络之络穴。有解心胸郁闷之效,能宁志安神。

16. 通里:是手少阴心经之络穴。可宁心安神,对心悸怔忡有效。

17. 丰隆:是足阳明胃经之穴,又是胃之络穴。有和胃气,化痰湿,清神志的作用。

18. 中脘:是任脉经之穴,为"胃之募穴",又是"腑之会穴"。有补中益气,调和脏腑,升清化浊的作用。

19. 气海:为任脉之穴,元气之根。真气不足,体虚灸之,有温下元、振肾阳之功。

20. 关元:是任脉之穴,一名"三结交",是足三阴任脉之会穴,又是"小肠之募穴"。男子藏精之所,女子蓄血之处。有培肾固本,调元散邪,保健防病之效。

21. 天枢:是足阳明胃经穴,"大肠之募穴","腹气之街"。能通调胃肠之功能,理气消滞。

22. 隐白:为足太阴脾经之穴,脾经之井穴。治腹胀、经血多、多梦、惊风等症。

23. 厉兑:是足阳明胃经之井穴。能治热病、多梦,调理胸腹胀满,治足胫寒冷。

论癃闭症

《内经·阴阳应象大论》云:“清阳出上窍,浊阴出下窍; ……阴味出下窍,阳气出上窍。”王冰注:“味有质,故下流于便泻之窍; 气无形,故上出于呼吸之门。”

《标本病传论》云:“脾病身痛体重,一日而胀,二日少腹腰脊痛胫酸,三日背䏚筋痛小便闭”。这段经文论脾病传变而为闭。

《奇病论》云:“有癃者,一日数十溲,此不足也。身热如炭,颈膺如格,人迎躁盛,喘息气逆,此有余也。”此节论述病起于脾虚而胃热,燥气上逆于肺,而为喘息。使肺燥不能生水,气即不化则为癃。

《灵兰秘典论》云:“三焦者,决渎之官,水道出焉。”三焦下俞,出于委阳并太阳之正络膀胱,约下焦,实则癃闭,虚则遗尿。三焦主气,气化则水行,故称决渎之官。“膀胱者,州都之官,津液藏焉,气化则出矣。”膀胱为水腑,乃水液都会之处,故有州都之称。水谷入胃济泌别汁循下焦而渗入膀胱,为津液之所藏,气化则水液运行而下出。

一、癃闭病因

饮食入胃,其精气游溢,上输于脾,脾气散精,归于肺来通调水道,下输膀胱,出于小溲,这个机转作用,属于三焦和膀胱。如果病邪涉及肺、脾、肝、肾等,也会引起癃病的病变。所以有肾水燥热,脾湿不运,气滞不能通调水道,三焦热结,肝热郁结等,都能造成癃闭之症。还有妇人因胎产不顺,伤及膀胱或难产手术，则引起小便不通。

二、癃闭症状

癃闭合而言之为一病。分而言之，暴病多溺闭，点滴不出；久病多溺癃，点滴而出。总而言之，是下焦水道不通之症。上侵脾胃而为胀，外侵肌肉而为肿，泛及中焦则为呕，再攻上焦则为喘。肺为上焦，脾为中焦，肾为下焦，肾连于肺，两脏是母子关系。三焦功能，通调水道，下输膀胱，《内经》云“气化则能出矣”。因气为水母，水为气子，即水中有气，气中有水，气水化合，水道畅通下出。

三、癃闭论治

人身通利水道的器官，主要是三焦与膀胱。三焦是决渎之官，膀胱是津液之腑。再审它的机能，膀胱主藏水，三焦主出水。若要治水，必由宣肺滋肾，才能调理三焦之气化，通膀胱之水道，小便癃闭之症自然而愈。

四、按症处方

（一）气逆烦躁胸闷而喘，小便不利

1. 用方：中府，巨骨，肩髃，曲池，合谷，灸膻中7壮。

2. 方义简释：

中府：为肺经之募穴，手足太阴二脉之会，是两脏经气结聚之处。所以它能降逆定喘，使气下达肾与膀胱和三焦。

巨骨：属手阳明大肠经，其性沉降，功能开胸镇逆，宣肺利气。

肩髃、曲池、合谷三穴：皆属于手阳明经，肩髃可疏通经络，曲池更能走而不守，合谷宣气降逆，三穴相合，为清理上焦

之妙法。

膻中：为任脉之经穴，气会之处，又是肺心之宫城，上焦之主。本能导气下行，调和中下之水道。

（二）小腹胀满，呃逆，不欲食，大便不畅，小便不通

1. 用方：天突，中脘，气海，天枢，内关，足三里，阴陵泉，灸水分7壮。

2. 方义简释：

天突：为阴维任脉之会。此穴能开上窍，通下窍，使气下流入膀胱之效。

中脘：是手太阳、少阳、足阳明、任脉之会。上纪者，中脘是胃之募穴，又是腑会中脘，又名后天之本，水谷之海。按以上纪、募、会、本、海等字义，就是说五脏、六腑、阴阳十四经脉，皆赖胃气以为营养。也就是脏腑各经脉结合聚会之根源，百病用之无不奏效。东垣云：气在于胃肠者，取之导引下行。

气海：元气之根，生气之海。功能可补气，调气，通气，引气于小肠或膀胱。而利小便。

天枢：为大肠之募也，腹气之街，能通调水气流行，二便畅通。

内关：为手厥阴心主之络，别走少阳、三焦。能够清心胸郁闷，使之水道下行。

足三里：是胃经之土穴，对风寒气积聚它能温化湿浊。

阴陵泉：是足太阴脾经之水穴，功能滋阴利水。

水分：为手太阳、任脉之会。当小肠之下口，至是分清浊水液入膀胱，渣滓入大肠，故又名分水。水病灸之有效。

（三）腹胀气急呕哕，小便闭塞不通

1. 用方：阴交，石门，关元，中极，曲泉，三阴交，隐白，行间，灸水道7壮。

2. 方义简释:

阴交:当膀胱上际,下焦之处,任脉、足少阴、冲脉之会。有通利水道之性能,有压迫膀胱排尿之威力。

石门:是三焦之募穴。主治少腹胀满,水肿水气走皮肤,小便不利。为女子禁针之处。

关元穴:为小肠之募穴,足三阴任脉之会。下纪者关元。关于纪、募、会等穴义,在中脘穴中已解释它的主要功能。可调解小肠、三焦、膀胱水行的机转,方能达到转脬闭塞、小便不通的预期效果。

中极:为膀胱之募穴,足三阴任脉之会。主治脏虚不能鼓动腑阳,致使膀胱缺乏压缩的力量,因而不得尿。所以用它来排尿最灵。

三阴交:为肝、脾、肾三经之交会穴。在补脾之中,间补肝阴肾阳,是三阴交独有气血两补之功。脾属中央,精液充沛,就能灌溉四旁,水道自然合流通畅。

曲泉:是足厥阴肝经所入为合。肝虚补之,肝脉走阴器,主治肝虚少气,排尿无力,尿孔闭塞不通。

隐白:为足太阴脾经之根。脾主运化,全赖阳气,气可化水,水亦化气,它能使水道畅行无阻。

水道:此穴在小腹,属胃与小肠、膀胱、三焦经脉交会之处。所以它能清三焦之结热,温膀胱之胞寒,小便自利。

(四) 难产手术后小便不通

1. 用方:先针气海,关元,中极,曲泉,三阴交,行间,复溜,灸水分7壮。

后针肺俞,肝俞,脾俞,三焦俞,肾俞,膀胱俞,委阳,涌泉,灸会阴穴3壮。

2. 方义简释

行间:为足厥阴肝经之荥穴,属火,肝实泻之。主治前阴各种病症,如呕逆小肠疝气痛,小腹胀痛,阴内肿痛,茎中痛,小便癃闭等症。

肺俞:主上焦之气病,能宣通气道,贯通上、中、下三焦之气,直入膀胱,化水而出。

肝俞:肝主疏泄,经别绕阴器,别入小肠,膀胱通利,便尿有特长。

脾俞:脾司中州运化,津液上下机转,阴阳和合之职。取之使脏腑功能恢复正常。

三焦俞:主调油膜水道。凡是积聚胀满,水谷不化等,有关水腑疾患,它是专职效力。

肾俞:肾为水府,尤其是腰肾虚冷,饮食不化,二便失常等症,更有专责。

膀胱俞:膀胱为藏津液之府,必得命门和三焦相火之蒸化,其藏尿之职,自能胜任。

委阳:三焦下俞,出于委阳,并足太阳之正经,入络膀胱,约下焦泻,取之可除癃闭之患。

涌泉:是肾经之根,又是肾经之井穴,即出水之源泉。主胸满不纳食,腹胀不得尿,男子如鼓,女子如妊,刺足心立愈。

会阴穴:为任、督、冲三脉所起之处,任会阴而行腹,督由会阴而行背,冲由会阴而行足少阴,一原三岐。专治二阴各种疾病,尤其利尿,灸之有显著效果。

(五) 针灸手法

用捻针补泻,虚寒者用补法,实热者用泻法,留针 30 分钟。

论七情

一、喜

《内经》曰:心在志为喜。又曰:心实则笑,笑则喜。又曰:暴喜伤阳,喜怒伤气,喜怒不节,寒暑过度,生乃不固。喜则气缓,喜则气和志达。荣卫通利,故气缓。

《灵枢》曰:喜乐者,神荡散而不藏。又曰:喜乐无极,则伤魄,魄为肺神也。

喜者为心肺二经之病也。凡人心有所乐,则动,动而其气达于外为喜。其气即肺气也。肺气舒郁,喜乃以成。或触乎事,或因环境,为情之正。中庸所谓喜怒哀乐,发而皆中节,谓之和者是也。

若过其节,则情荡而不能收,心肺二脏即伤,而病成也。

脉象:喜则脉散,喜伤心,则脉虚。

二、怒

《内经》云:肝在志为怒。又曰:暴怒伤阴。又曰:大怒则气绝,而血菀于上,使人薄厥。又曰:血并于上,气并于下,心烦惋喜怒。又曰:怒则气逆,甚则呕血,及飧泄。又曰:胆为怒。

《本草纲目》曰:怒在阴阳,为阴闭遏而不得伸。怒者肝胆病也。怒本情之正,惟发不中节,则肝胆之气横逆,而二经遂伤。且木盛克土,久必伤脾,怒所生病也。盖肝胆属木,木性本直,木势必伸,稍有所郁,不能遂其直达之性,不能顺其上伸之势,因激而成怒。郁则激,激则横,横则变生诸病。古人云:治怒为难,惟克己,可以治之怒。

脉象:怒则脉激,怒伤肝,则脉必濡。

三、忧

《内经》曰:肺在志为忧。又曰:忧则气沉。

《灵枢》曰:愁忧不解则伤意。意为脾神也。又曰:忧则隔塞否闭,气脉断绝,而上下不通也。

忧者为肺与脾之病也。肺居华盖之顶,下通心肝之气。心有所愁苦而不乐,则上薄乎肺而成忧,故忧为肺病也。肺与脾同称太阴,同行气以给众脏,肺既成忧病,则闭结不解,气固于内而不通,气不通则大小便闭而伤脾,故忧又为脾病。

脉象:忧则脉涩,忧伤肺,则脉必涩。

四、思

《内经》曰:脾在志为思。又曰:思则气结。注云:系心不散,故气停留而结也。

《灵枢》曰:因志而存变,谓之思。因思而远慕,谓之虑。又曰:怵惕思虑则伤神,神荡则恐惧,流淫而不止。

思者为脾与心之病也。脾之神为意,意者心之所发,由发而渐引焉曰思。思则当其发属在脾,及思属在心,古人云:思发脾,而成于心也。心之官则思,是思不可不用者。然思之太过,则流荡失节,必至伤神,神伤百病蜂集。故有劳心思虑,损伤精神,致头眩目昏,心虚气短,惊悸烦热。有思虑者伤心,至心神不足,而不能寐者。有忧思太过度,令人惕然心跳,动而不自安者。有思虑太过,甚至心气不足,忽忽善忘,恐怯不安,梦寐不祥者。有思虑太甚,心血耗散,竟至怔忡恍惚者。有因思虑劳伤心脾,致健忘失事,言语颠倒,如痴者。有思力太猛,心神失守,致痰涎聚于心包,渐成痴癫者。以上皆思之为病,所以人不可过思。

脉象:思则脉沉,思伤脾,则脉必结,凡七情之脉,惟气口紧盛而已。

五、悲

《内经》云:肺在志为悲。又曰:心虚则悲,悲则忧。又曰:精神并于肺则悲。又曰:悲则气消。又曰:肺主杀,故志为悲。

《灵枢》曰:悲哀动中则伤魂。又曰:悲哀动中者,竭绝而失生。

悲者心肝两虚病也。凡人心气虚,神失所守,肝虚不能生之,则志不能伸,已无畅遂之,致而金来乘木,肺气复与相并,肺本主悲,故遂生悲病也。所谓善悲者,不必定有可悲之事,心中只怏悒不快,虽遇喜亦只强为欢笑而已。

脉象:悲则脉结或紧,悲伤心包则脉必紧。

六、恐

《内经》云:肾在志为恐。又曰:胃为恐。注云:胃热则肾气微弱,故为恐。又曰:精气并于肾则恐,由心虚而肾气并之,故为恐。

《灵枢》云:足少阴之脉病,善恐。又曰:恐惧而不解,则伤精。又曰:恐者,神散荡而不收。又曰:恐则气下。注云:上焦固禁,下焦气还,故气不行。

子和云:肝藏血,血不足则恐。

《本草纲目》云:恐与惊相似,忽惊者,为自不知也。恐者,为自知也。盖惊者,闻响乃惊。恐者自知,如人将捕之状,及不能独自坐,不能独自卧,或夜必用灯者。

恐者为心肾肝胃病也。心藏神,神伤则心怯而恐,火伤水也。胃属土,肾属水,土邪伤水则为恐。肝者肾之子,水强则胆壮,水衰则血虚,故易恐。恐者又为肾之情志。故心肝胃三经,皆有恐病。其原莫不由于肾也。此内经之旨。恐病由心者,宜镇其神。恐病由肝与胆者,宜壮其气。恐病由肾本经者,宜壮其水。

脉象:恐则脉沉,恐伤肾,则脉必沉。

《脉经》曰:人恐怖其脉何状?师曰:脉形如循丝累累然,其面白,脱色也。又曰:人愧者,其脉何类?师曰:脉浮而面色乍白乍赤也。

七、惊

《内经》云:血并于阴,气并于阳,故为惊。

《本草纲目》云:惊者心卒,动而不宁也。

《三因极-病证方论》曰:因事有所大惊,而成者,名曰心惊胆摄,病在心胆经,其脉必大动。

丹溪曰:惊悸者,有时有作,大概属血虚与疾。瘦人多是血虚,肥人多是痰饮,时觉心跳者,亦是血虚。

《医学入门》曰:惊悸因思虑过度,及大惊恐而作,甚则心跳欲厥。又曰:惊悸当补血安神。

《医学正传》曰:心虚而痰郁,遇险临危,触事丧志,使人有惕惕之状,是为惊悸。

惊者为心与肝胃之病也。《内经》言惊属之肝胃,但心气强者,虽有危险,触之亦不为动。惟心气先虚,故触之而易惊。然则因所触,而发为惊者,虽属肝胃受其惊而辄动者心也,故惊之为病，仍不离乎心。其由乎肝者何也，肝属木，木属风，风木多震动，故病惊骇也。其由乎胃者何也，胃为多气多血，血气壅则易热，热故恶火而易惊。且胃气厥，则为忧惧，故恶人之烦扰而惊。阳明属土，土畏木，故闻木声而惊也。大抵惊之因，多由于外，或耳闻大声，或目见异物，遇险临危，当其外有所触，心忽一虚，神气失守，神去则舍空，舍空则液与痰涎着于包络之间，多致目睛不转不能言，短气自汗，体倦生卧不安，多异梦，忽惊觉多魇。与悸恐不同，若因大惊而病者，脉必动如豆粒，而无头尾，急当镇定之。有由肾虚而惊者，有由胆虚而惊者，有由肝胆俱虚，百药不效者当补肾。有被物所惊，心跳不宁，有心气不足，神不定而惊者，有肝虚受风，卧若惊状者，有血虚而惊者，有痰胜而惊者，有思虑过度者，有气血俱虚，皆当求其端而治之。而惊者使安。

脉象：心中惊悸，脉必结代，寸口脉动而弱，动为惊弱为悸。肝脉动，暴有所惊骇，惊则脉颤，颤者动，惊伤胆则脉动。

总　结

上述喜、怒、忧、思、悲、恐、惊，这七种情志，是中医病因中的内因。这些情志的变动，也就是人体在精神上受到刺激后，所表现的各种精神活动。人生活在大自然中，必须和周围环境相接触，也时刻会使七情所动。但虽动而有节制，则无伤害。如果过动妄动或变动太过，则精神上受到刺激，就会失其常态，影响生理机转而为病。如《素问·举痛论》说："怒则气上，喜则气缓，悲则气消，恐则气下，……惊则气乱，……思则气结。"惊喜皆能伤心，心伤则心跳不寐；悲忧皆能伤肺，肺伤则咳嗽多汗；思虑皆能伤脾，脾伤则食少便溏，倦怠无力；大怒伤肝，肝伤则腹胁胀病，头昏眩而火升；恐惧伤肾，肾伤则心跳遗精，腰脊疼痛。这些都是内因七情精神刺激，对内脏所引起的影响所致。从而说明了精神作用对于整个身体的影响是如何之重大。

论癫狂痫

《内经》云：癫疾始生，先不乐，数日头重痛，目赤，心烦悸，啼呼喘，先反僵，因而脊痛。

病发或狂，或愚，或歌，或笑，或悲，或泣，如醉如痴，言语有头无尾，秽洁不知，积年累月不愈，俗名"失心风"。此志愿高而不遂所欲者多有之。或受人事之刺激而致。

《圣济总录》云：狂发则少卧不饥，自高自贵，自辨自贤，故其病妄笑好乐，妄行不休，弃衣而走，登高而歌，或至数日不食。

《赤水玄珠》云：痫则时发时止，有连日发者，有一日三五次发者，或因惊，或因怒，而动其痰火。发则昏昧，不知人事，耳无所闻，目无所见，眩仆倒地，不省高下，甚则瘈疭抽掣，目作上视，或口眼歪斜，或作六畜之声，将醒必吐涎沫。彼癫狂者，无以上症状。

《难经》曰：重阴者癫，重阳者狂。所谓重阴者，三部阴阳脉，皆沉伏而细。故病罢倦而无力，故名曰癫。所谓重阳者，三部阴阳脉皆洪盛而牢。故病强而有力，故曰狂。又曰：癫多喜而狂多怒。

《素问》注云：多喜为癫，多怒为狂。然则喜属心，而怒属肝，乃二脏皆是火有余之症。

《内科全书》云：癫者性情颠倒，失其是非之明，狂者妄言妄为，无所畏惧，痫者猝然倒仆，手足搐搦，口吐涎沫，咬牙作声，食顷乃苏。大抵癫狂之病，总为心火所乘，神不守舍。癫为心火不足，狂为痰火实盛。痫为五脏兼病，而属阴虚者。

《素问》只言癫而不及痫者。

《灵枢》乃有痫瘈、痫厥之名。诸出有言癫狂者，有言癫痫者，有言风痫者，有言惊痫者，有分癫痫为二门者，迄无定论。究其独言癫者祖《素问》也。言癫痫，言癫狂者祖《灵枢》也。

一、诊断和脉象

癫狂脉弦数滑大者易已，脉小坚急不治。又，脉虚可治，实则死也。痫病脉细缓，虽久剧可治。脉虚散及沉实弦急者，不治。目瞪如愚者不治。

二、病因

有先天性的；有因惊恐的；或欲不遂中怀抑郁；或用情太过，人事刺激，触动心神所引起。心为藏神之脏，脑为元神之府，因神以心宅，以脑为户，一经七情抵触，即有痰涎堵塞其神气出入之窍，心脑灵机之顿失，遂发生癫狂痫等种种症状。

三、治法

癫狂以安神降火，利气坠痰为主。痫则以破痰，开关补肾，镇惊为主。

四、五痫症状

马痫：张口摇头，作马嘶，应乎心，心主手足颤动。

牛痫：目瞪直视，腹胀，作牛吼，应乎脾，脾主口眼歪斜。

羊痫：扬眉吐舌，作羊叫，应乎肺，肺主痰声气憋。

鸡痫：项强反折，善惊，作鸡鸣，应乎肝，肝主掣目、歪头。

猪痫：吐沫，头拱地，作猪吭声，应乎肾，肾主咬牙遗尿。

五、取穴

癫狂用穴，百会，人中，神庭，风府。为清脑调神，而复灵机。心俞，神门，间使，后溪，中脘，气海，丰隆，阳陵泉，足三里，三阴交，心俞。为振心阳，而定心志。

六、穴义解释

神门：能清心热，安神止妄。

间使、后溪：能镇心邪，解胸郁。

中脘、气海：为顺气化痰。

丰隆、阳陵泉：为调气和血，俾阴阳平衡。

七、对症治疗配穴

1. 癫主心，因气痰热盛，兼因惊恐，思虑过度，心志不遂，人事刺激，阴虚，神虚。

治癫主穴：百会，人中，神庭，大椎，心俞用补法，大陵、间使用泻法。

治癫配穴：肩髃，曲池，合谷，神门，少商，隐白泻，三阴交补。

2. 狂因心脏热，痰聚心包，兼因上焦实热，阳明热入血室，思忧悲哀，皆能引起。

治狂主穴：百会，人中，风府，巨阙，上脘，中脘，太乙，滑肉门，劳宫，涌泉，均用泻法。

治狂配穴：曲池，合谷，足三里，丰隆，阳陵泉，太冲，均用泻法。

3. 痫症

取穴：水沟，印堂，神庭，百会，大椎，身柱，筋缩，以上为督脉之穴位,督脉为治癫痫之主治经穴,又能疏风,镇脑定惊而清神。或用鸠尾,后溪,神门,四关。

4. 穴位解释

鸠尾、后溪、神门、四关:能清心包,开关窍,而止抽搐。

巨阙、上脘、丰隆、阳陵泉:镇心化痰降浊。

肝俞、肾俞、间使、三阴交:滋阴平肝,坎离相交。水火既济而愈。

5. 又法

主穴:水沟,印堂,神庭,百会,风府,大椎,身柱,筋缩,均用补法;鸠尾,巨阙,后溪,神门,劳宫,涌泉,均用泻法。轮换应用。

配穴:心俞,肝俞,肾俞,间使,三阴交,均用补法;丰隆,阳陵泉,均用泻法。

八、痫病发病时属于何经

早晨发病者,在足厥阴肝经。

平旦发病者,在足少阳胆经。

日中发病者,在足太阳膀胱经。

黄昏发病者,在足太阴脾经。

亥时发病者,在足阳明胃经。

中夜发病者,在足少阴肾经。

无定时发病者,在手少阴心经。

九、痫风

1. 痫风病因:有先天性的,有因惊怒,鼓动痰火,上扰清窍等因所致。

2. 痫风辨证:痫风时发时止。有连日发的,有一日三五日发的,发则昏倒,不知人事,或口眼歪斜,四肢抽搐,目作上视,顷刻而苏,后则昏睡,醒如常人,舌苔薄白,脉细缓。

3. 痫风论治:祛痰醒脑开窍,以督脉为主,兼调心肾。针刺手法补泻并施。

4. 痫风处方:人中,印堂,神庭,百会,风府,大椎,身柱,筋缩。

5. 随症配穴

健忘神痴,抽搐:取鸠尾、神门、后溪、四关。

心悸痰盛:取巨阙、上脘、丰隆、阳陵泉。

失眠乱梦:取心俞、肾俞、间使、三阴交。

十、增附针灸治疗癫狂痫之要穴

凡男、妇或哭,或笑,或歌,或吟,或多言,或久默,或朝朝嗔怒,或昼夜妄行,或亲疏不知,或毁物打人,披发跣足,或裸形露体。或幻听幻视,或言见鬼神等症,如针前穴不能彻底痊愈者,可用孙思邈"鬼邪十三穴"治之。

①人中,②少商,③隐白,④大陵,⑤申脉,⑥风府,⑦颊车,⑧承浆,⑨劳宫,⑩上星,⑪间使,⑫曲池,⑬后溪。男子先针左侧,女子先针右侧。单日为阳,双日为阴,阳日针时右转针体,阴日针时左转针体。

十一、治疗癫狂痫的重点穴位简释

1. 上星:督脉经之穴,有镇惊安神,宣通鼻窍之效。

2. 印堂:是经外奇穴,可以镇惊,清醒脑神经。治头痛,眩晕,失眠,小儿惊风,鼻渊。

3. 承浆:为任脉经之穴。《甲乙经》为任脉、手足阳明之交会穴。可调阴阳气机之乖逆,疏口齿面目之风邪。

4. 攒竹:为足太阳膀胱经之穴。可以祛风,明目。治疗偏正头痛有效。

5. 身柱:为督脉经之穴位,有祛邪退热、清心宁志之作用。

6. 筋缩:为督脉经之穴。能治疗癫狂,惊痫,脊强背痛,充盈四肢。

7. 巨阙:为任脉经之穴,心之募穴。内部为肝,左侧不可深刺。能清心宁志,是治癫狂痫的主穴。

8. 鸠尾:为任脉经之穴,又是任脉之络穴别走督脉。有的人胸骨剑突过长时,则取巨阙代之。能清心包之痰热,开胸顺气,镇惊安神。是治癫狂痫的主要穴位。

9. 颊车:为足阳明胃经之穴位,有开关,通经,祛风调气之功能。

10. 少商:为手太阴肺经之井穴。能清热醒脑,利窍。

11. 四关:即手阳明大肠经之合谷穴,及足厥阴肝经之太冲穴。合谷是大肠经之原穴,太冲是肝经之原穴。合谷位于手两岐骨之间,而太冲位于足岐骨之间。合谷属阳主气,而太冲属阴主血。为虎口冲要之名,故称之为四关穴。两者配合能搜风理痹,行气血,以通经行瘀。配丰隆、阳陵泉,以坠痰泻火治癫狂。配百会、神门,以镇志安神,而疗五痫。

12. 间使:为手厥阴心包经之穴,有调心气,清神志,祛胸膈痰瘀之效。

13. 劳宫:为手厥阴心包经之穴。有清心火,熄风安神之效。

14. 后溪:为手太阳小肠经之俞穴,八脉交会之一,通于督脉。有清神志,祛内热之功。

15. 申脉:为足太阳膀胱之穴,八脉交会之一。有治风痰,宁神志之功。

16. 隐白:为足太阴脾经之井穴。可以调血,统血,清心宁神。

17. 涌泉:为足少阴肾经之井穴。具宁神志,苏厥逆之能。

18. 太乙:为足阳明胃经之穴,深部有横结肠。可治胃痛,心烦,癫狂。

19. 滑肉门:为足阳明胃经之穴。治呕吐,胃痛,癫狂,肠疝。

痿躄（下肢截瘫）十一套治疗法则

一、内伤痿躄

病因:《内经·痿论》篇云:“五脏因肺热叶焦,发为痿躄。”肺为百脉所会,六经之主,五脏之长,心之华盖。心有所求而不得遂,则气郁不宣,蕴而生火,火气上炎,肺当其冲,肺属金受火克,失其清肃下降之令,金不生水,津液不输于各脏,各脏皆虚,虚则生热,发为痿躄。又有言:气郁不宣发为皮痿,悲哀过度发为脉痿,居处湿地发为肉痿,入房太甚发为筋痿,远行大热而渴发为骨痿。

症状:肺热色白而毛败,心热色赤而络脉溢,肝热色苍白而爪枯,脾热色黄而肉蠕动,肾热色黑而齿槁。肺热叶焦则皮虚弱急薄,著则生痿躄。心气热则下脉虚而生脉痿,枢折挈胫纵不任也。肝气热筋膜干,则筋急而挛为筋痿。脾气热则胃干而渴,则肌肉不任发为肉痿。肾气热则腰脊不举,骨枯而髓减发为骨痿。

释症:诸经俱载治痿独取阳明。因为阳明为五脏六腑之海,主润宗筋。宗筋主束骨而利机关,宗筋为诸筋之会,宗筋聚于前阴。前阴是三阴和阳明、少阳、冲、任、督、带等九脉所会。人之动作依靠筋骨劲强,关节利便,其关键皆在宗筋。前阴虽为九脉所会,九脉之中阳明为之长,阳明为后天之本,五脏六腑之海。冲脉为十二经脉之海,冲脉起于少腹之内胞中,夹脐左右,上行至胸中而散。胞中名血海,受十二经之血,故为经脉之海。此一阴一阳,为阴阳总宗筋之会,复会于气街,气街为阳明之正脉,阳明主消化水谷,运化精微以养脏腑。水谷入口,阳明能变化气血,下行润养宗筋。若阳明虚,宗筋失润而弛缓,不能束骨而利机关,带脉也就不能施其管束收引之力,发生两足痿躄软弱不能行动、二便失禁等症,舌苔淡黄,脉象沉缓。

治法:上述《内经》所论痿症,以及《金鉴》所说,五痿皆因肺热生,阳明无病不能成,都是内因所生之病,未能论及外伤,所以都用阳明经来治痿。我在临床实践,不论内伤外伤,广泛运用上述八道经脉来治瘫痿,较比独用阳明一经疗效显著提高。

二、外伤

病因:有摔伤、砸伤、撞伤、轧伤、绞伤、枪伤等。若伤折颈椎四肢瘫痪,大小便失禁;伤损胸椎或腰椎和荐椎,下肢瘫痿、大小便失禁。

释症:外伤主要伤及督脉。督脉主四肢运动功能。伤断经络,气血不能运行四肢和荣养宗筋。伤损颈椎四肢手足拘挛不用,即是大筋软知为拘挛;伤损胸椎或腰椎和荐椎,下肢瘫痿不用,即是小筋弛长为瘫痿。宗筋会聚于二阴,所以二便均致失禁,舌质淡,脉沉细。

处方:

1. 第一方案,取督脉。

方义:督脉与手足三阳七脉之会,所以称它为总督诸阳,为阳脉之海。此脉由尾骶上行脊里通贯脊髓至脑髓,主全身运动功能,并且是外伤性四肢瘫痪主要根源。

用穴:百会,风府,大椎,陶道,身柱,神道,至阳,筋缩,脊中,悬枢,命门,阳关,腰俞,长强。

穴义：百会为头气之街，配风府为脑海，主治头脑部疾患，即脑神经系统病。大椎又名百劳，为手足三阳督脉之会，又为椎骨空，对于伤损脊椎、隔断经脉、四肢失去运动功能、二便不调等症，均能收到满意的疗效。陶道，身柱又为气俞，《乾坤生意》云为虚损劳伤之要穴，用来调畅气血，补益脊髓伤损，是其应有的功能。神道为脏俞，能通调五脏之气，去除胸椎经络麻痹，主阳为肺海，促使脊中上下行，以补督脉之亏损。筋缩、脊中，舒解筋急脊强不得俯仰，恢复椎间伸缩力。悬枢兴奋腰椎扭转动作能力，兼治水谷不化。命门擅治肾败腰痛，小便频及漏尿，还能消除腰椎软弱无力。腰阳关补强腰荐功能，下调胯膝关节便利。腰俞调和荐骨及坐骨起坐功能，应有显效。长强一名营俞，故《内经》云：营在骶也，指出其为补脊髓虚损之要穴，并能兴奋尾骶经络，调整肛门括约肌之收缩力，《千金》治五痔便血失屎。

2. 第二方案，选取华佗夹脊。

用穴：由胸椎第二椎下两侧各开三分用寸五针，隔一椎扎一椎，一直针至十六椎，即第四腰椎，一边 8 针，共 16 针。

方义：华佗夹脊穴，它能补益脊髓之伤损，增强四肢运动能力，还能调和脏腑的原有机制，也是瘫痿病重要的治疗方法之一。

3. 第三方案，取足太阳膀胱经背部脏腑俞穴。

方义：膀胱经背部脏腑的俞穴，与督脉经有密切联系，调解外在的脏腑经络的精气输转于内，促进脏腑应有的功能运养于外，充盈皮脉肉筋骨，壮脊髓，润宗筋，理二便，强健下肢运动力。

用穴：肺俞，心俞，膈俞，肝俞，脾俞，肾俞，大肠俞。

穴义：肺俞，补充肺气下降以济肾，润养督脉和宗筋。心俞一名背俞,心藏神心病即神病,补其即兴奋脊背运动神经。膈俞,为血会,统治血病,具补血亏,泻血热,调整血液正常供养的功能。肝俞藏血主筋,凡属大筋软短小筋弛长,是其专责。脾俞,脾统血,主肌肉,用来统率血液,充实肌肉,恢复步履健康。肾俞,肾藏精主骨,补肾添精强髓壮骨,且能控制二便。大肠俞,主津液,不但是大便秘结或失禁之枢纽,且为腰椎动作之关键。

4.第四方案,取足太阳膀胱经由荐骨以下和有相联系的经脉。

方义:配合足少阳胆经环跳穴,因与腰胯相联,又是坐骨旁络。配足少阴涌泉穴,因为肾与膀胱相表里,在针灸治疗上阴阳表里是不能分割的。阴生于阳,阳根于阴,阴阳表里相辅互助,发挥其佐使协调强大的作用。若下肢麻木不仁,瘫痿不用,二便不调等症,必能解除。

用穴:上髎,次髎,中髎,下髎,环跳,承扶,殷门,委中,承山,昆仑,涌泉。

穴义:八髎主治生殖器和泌尿器的病变,男子遗精淋浊,女子经血白带,大小便不畅或失禁,以及腰荐无力,不能起坐补之,坐骨疼痛泻之。殷门,善治腰胯痿软无力,不能抬举转侧。委中,专理腰腿风痛不举,胯膝痿弱不伸。承山,善治腿肚转筋,或颤抖软弱不能站立。昆仑,舒解足跟筋急不能着地,或足跟筋缓不能带履。涌泉,又名"地冲",因为地下三阴所生之病适当其冲,为足少阴肾经之井穴,井乃出水之源泉,能补肾阴之水,水足能益血,添精强髓壮骨; 阴井木,木能生火,又能补肾阳之火,故为回阳九针之一,火旺能温脾胃而润宗筋。凡属足三阴所生之病,骨软筋挛,肌肉痿缩,食水不化,腹胀不消,二便不调等症,无不以竟全功。

5. 第五方案,取任脉和足阳明胃经。

方义:任脉为手足三阴七脉之会,称它统任诸阴,为阴脉之海。此脉起于会阴上玉泉行腹里贯脐中至胸中,经过肠胃再配足阳明之经穴,乃为生化之本、气血之源,增强脏腑润养宗筋,束骨而利机关。用治瘫痪约束二便,更为强有力之疗法。

用穴:巨阙、中脘,下脘,气海,关元,中极,梁门,天枢,水道,章门。

穴义:巨阙,心之募,能调心火下降以济肾,使水火既济。又火生土而健脾胃。中脘,正在胃中为胃之募,六腑之会,主消纳水谷运化精微,下润宗筋。下脘,温肠寒助脾胃,补充四肢肌肉运动力。气海,为男子生气之海,能补元真不足,脏气虚惫,凡属气病是其职责。关元,是小肠募,正在胞中又为血海,补止遗精淋浊崩漏带症,或小便频数,遗尿及失禁,与治经血不通或不调、痛经痢疾等症。中极,为膀胱之募,主治膀胱有寒,三焦结热以致小便不通或遗尿失禁,以及淋浊崩带等症。梁门,是胃经之穴,辅助胃腑消化水谷,增加食量。天枢,为大肠募,是足少阴冲脉之会,凡属大肠所患肠鸣腹痛泄痢,大便秘结不通或遗屎不觉等症,应有解除权能。水道,主三焦膀胱肾气热,大小便不通泻之,若虚寒小便频数遗尿或失禁补之。章门,为脾募,五脏所会,带脉所起,主掌肠胃消纳水谷,运化精微,补五脏之衰弱,增带脉之功能,收引气血下行,荣养宗筋助治瘫痿有力。

6. 第六方案,取足阳明胃经。

方义:足阳明胃经,为五脏六腑之海,又为水谷之海。因为它能消纳水谷,运化精微润养宗筋。宗筋主束骨而利机关。若阳明虚,宗筋失养而弛缓,两足痿躄不用。故前贤有治痿独取阳明之说。

用穴：气冲，髀关，伏兔，犊鼻，足三里，上巨虚，下巨虚，解溪，陷谷，内庭，三阴交。

穴义：气冲是足阳明之正脉，冲脉所起，为阴阳总宗筋之会，取之补养宗筋调理二便，充实肌肉，强健筋骨以运行下肢。髀关，补髀胯关节痿软，不能抬举屈伸。伏兔，为肾气之街，是股骨空，以补肾阳温精髓，强筋壮骨。犊鼻，是膝骨空，可补充膝力，通经脉，利关节。足三里，是足阳明经之枢纽，调运气血，能通达上下经络，上至巅顶下到足趾，中兴肠胃并润宗筋，充实肌肉，濡养筋骨，不但为起瘫痿之妙穴。而且是肚腹疾患之主治穴，故四总穴列为首位。上巨虚，是手阳明之下俞，能调运大肠之津液，补助下肢运动功能。下巨虚，为手太阳之下俞，小肠能化津液为气血，充实足痿软健步之力。解溪，为足阳明之经穴属火，能补胃虚，治足腕无力，不能屈伸。陷谷，为阳明俞穴。内庭，为阳明荥穴。经云：治痿大法独取阳明，补其荥而通其俞，有其特殊疗能。三阴交，是脾经的穴位，为肝脾肾三经交会之处，能掌握三经的机制，肝藏血，脾统血，肾属水，水是血之源，所以它能统率血液营养全身四肢百骸。脾主肉，肝主筋，肾主骨，更能充实肌肉强壮筋骨。肝脾肾三经又皆从足始，此穴在补脾之中兼补肝阴肾阳，遂有气血双补之功。凡属下肢气血虚损所发生的疾患，能负补益伤损解除疾患之责。又是脾胃相表里的关系，有互相援助的义务，用来佐治瘫痪痿，更发挥其强有力的作用。肾主二阴，肝脉绕阴器，脾为消化之本，兼理饮食二便，亦必取得巨大成果。

7. 第七方案，取足少阳胆经。

方义：足少阳胆经与足厥阴肝经相表里。肝主筋，胆主节，人之动作靠筋骨劲强，关节便利。足少阳又与带脉会，带脉络于督脉命门，横贯于任脉神阙如束腰带，故诸经皆联系于带脉而受其约束，使之收引气血通行下肢，而起瘫痿。

用穴：带脉，居髎，风市，阳陵泉，阳交，光明，悬钟，丘墟，足临泣，侠溪，太冲。

穴义：带脉，是足少阳胆经穴，管束诸经支别之脉，使之收引气血下行，营养筋骨宗筋束骨而利机关。居髎，为足少阳与阳跻之会，腰胯麻木无力，不能坐起转侧补之，腿股风痛泻之。风市，补为治疗瘫痿和半身不遂，泻即解除风湿及荨麻疹。阳陵泉，为筋之会，筋是人的动作之主，筋病则不能行，补助筋节劲强，即有健康步履的功效。阳交，又名别阳，与阳维脉会，能维护阳气下行，驱逐寒厥温养足力。光明，为胆经之络脉，别走肝经，肝胆二经主全身筋节动作屈伸之权，用它增强筋节运动力，必能胜任。悬钟，又名绝骨，为髓之会，又是足三阳之大络，补能强髓壮骨兴阳健步，所以华佗刺躄足而立行。丘墟，治瘫痿足腕不收，内翻脚补之，除脚腕肿痛泻之。足临泣，为胆经穴通带脉，调引气血下行，凡是虚损行动无力，手足麻木颤抖拘挛等症，皆有特效。侠溪，为胆经荣穴，补治痿躄足趾拘急无力，不能着地，足跗肿痛泻之，针下减轻。太冲，为肝经之俞穴，又代原穴，故有双重力量，补养肝阴生肝血，泻之降肝阳平肝气。肝与胆，有阴阳表里的关系，即有协作互助的义务，故为下肢疾患治疗之关键。对于腿足软弱无力，不能行动，脚膝风湿肿痛，不敢步履等症，补泻得当，效验异常。

上述治疗瘫痿针灸治疗七套方案，选有关的八道经脉，采用六十四个穴位轮流使用，由 1966 年 4 月 16 日起，定为二针实验时期，观察疗效，作为总结经验。两年来治疗瘫痿患者已有百余人，临床观察及询问针后一切病情，起到疗效的在百分之九十五。究竟好到什么程度，但未详细分析。今后应再进一步努力研究治疗，以待观察成果。

后又补充四套。

8. 第八方案，取足三阴经。

方义：滋阴养血，荣筋壮骨，补肾柔肝，健脾助胃，调理二便。

用穴：气冲，阳陵泉，阴廉，箕门，三阴交，照海，太冲。

穴义：气冲，是足阳明胃经大穴。（上已解）阴廉，是肝经穴，肝主筋，小便不利，阴廉益肝阴，柔筋活络。太冲滋阴，以平肝潜阳。阳陵泉，脾之合穴，导利水道，以通调二便。箕门，脾经穴，益气通脉。三阴交，有健脾，养肝、补肾之功。照海，是肾经穴，补肾壮水而生血。故此配方调理肝、脾、肾三经，具有强肌、荣筋、壮骨、调理二便之功能。

9. 第九方案，取手三阳经。

方义：疏通经络，调和营卫，活血化瘀，强健肘臂。

用穴：肩髃，曲池，三阳络，合谷，阳池，中渚，郄门。

穴义：阳明为多气多血之经，配三焦经穴，调气，引血流行，佐以心包经郄门，以调和血脉，对上肢活动不利者用之必灵。

肩髃，属大肠经穴，能通经活络，调和气血，疏风散寒，通利关节。曲池、合谷，可以宣气行血，气血和调则肢体健，动作灵。三阳络、阳池、中渚都为手少阳三焦经穴，取以利气，活血去瘀，通络。郄门，是心包经穴，可以调和血脉。用此配方，具有活血理气，通达经脉，气血充盈，方能肌肉丰满，动作力强。

10. 第十方案，取手三阴经。

方义：调气活血，养血安神，强筋壮骨。

用穴：腋缝，侠白，尺泽，神门，大陵，间使，通里。

穴义：肺主气，为治节之官，心主血脉，肺气充足，血脉通畅,疾病而愈。腋缝主治肩胛筋挛,肩臂不举。尺泽、侠白,主治上肢挛急可取。是肺经之穴。理肺气,气畅则血行,而愈筋挛。神门,是心经穴,大陵,为心包经。一为心经之俞穴,一为心包经之俞穴。主体重节痛,可清神志,安心神。间使穴,为心包经穴有定志利膈,舒气之功。通里,是心经络穴,通手太阳经。主治四肢沉重不举。此套配方具有疏调肺气,定志宁心,安神开窍,健强运动功能之作用。

11.第十一方案,手足十二针。

方义:通经活络,调和营卫,益气养血,为整体观念的法则。

用穴:曲池,内关,合谷,阳陵泉,足三里,三阴交。

穴义:采用了手不过肘,足不过膝的五俞穴,是从整体调节,促进全身及脏腑的阴阳平衡,脏腑和调,气血通畅,而达到愈病复康的目的。曲池,为手阳明大肠经的合穴,是上肢多气多血之经,肺之府,调理肺气,其性走而不守,擅能宣气行血,充实营血以荣筋。合谷,为手阳明大肠经之原穴,开关通窍,宣布经气,巩固卫气而养骨。内关,为心包络穴,别走三焦,八法有名,阴维交会之穴。气道壅塞,血滞不行以通之。阳陵泉,胆经之合穴,筋之会也,大有舒筋利节之效。足三里,是胃经之合穴,胃之枢纽,胃为后天之本,五脏六腑之海,能壮一身之元阳,补脏腑之虚损,调运气血,通达经脉,中兴肠胃,下润宗筋,充肌肉濡筋骨。三阴交,是肝、脾、肾三脏之交会穴,其在补脾之中,兼补肝阴肾阳,是其独有气血双补之功。

三、典型病例

例一

张某某,男,3岁,本市人。

初诊日期:1956 年 9 月。简卡。

右下肢不会站立已 4 天。

于 4 天前,突然发热 T39.4℃,呕吐,大便稀。去某医院急诊,注射青霉素及服西药,次日体温 38℃,继服抗生素治疗 3 日后热退,即发现右下肢不能动,不会站立。又去该医院复诊作腰穿刺,诊断为小儿麻痹症。

来诊表现右下肢不能举动站立,肌腱反射消失,食欲不振,大便正常,小便黄,神志萎靡。

既往两岁时出过麻疹。

面色黄,呼吸正常,语言声低,舌苔薄黄,舌质淡红,脉象沉细。

症系肺热外感,灼伤经络,气血阻滞,发为痿躄。

处理:以调和气血,通经活络,濡养筋脉立法。

第一个疗程:选用足阳明胃经、足少阳胆经。(12 次为 1 个疗程)

第一个疗程针后,右下肢已能伸屈,但无力而动作缓慢。

第二个疗程:选用督脉和足阳明胃经之穴,加风市、阳陵泉、绝骨。

第二个疗程后,右下肢伸屈较灵活,可搀扶而走,但足腕发软无力,肌肉松弛,纳香,便调。

第三个疗程:选用胆经、膀胱经下肢穴,及足阳明胃经穴。

第三个疗程后,右下肢能自行站立走路,步态稍有瘸拐,右下肢肌肉渐丰满。

第四个疗程:选用膀胱经、足阳明经加阳陵泉、风市、绝骨。

第四个疗程后,双下肢走路基本对称,有时点脚,发软,基本恢复正常。为巩固疗效,改用手足十二针对刺 1 个疗程后停诊。此例为1个月为1个疗程,共治半年而痊愈。

例二

王某某,男,27岁。煤矿消防队工人,东北鹤岗人。初诊日期:1956年8月。

煤气中毒后,四肢瘫已半年。

6个月前因矿井下着火,此人在救火中,煤气中毒,昏迷,口吐白沫,小便失禁,不省人事。急送矿医院急救,醒后四肢瘫软,不能活动,失语,神志昏迷,二便失禁。经治疗后,四肢略渐活动,但肌肉松弛。

来诊查时,卧床,四肢稍动,但不会伸屈,手指拘挛,不能翻身坐起,伴有失语,四肢瘫痪,手足发凉,定时灌肠,排大便干结,小便失禁,纳食一般。

面色白,呼吸均匀,舌质淡红,舌苔薄白,两目斜视,表情痴呆,脉象弦短,血压120/80mmHg。

第一个疗程:取督脉、胃经、手足十二针,加百会、人中、中脘、气海、关元。

第一个疗程治疗后检查,四肢可以伸屈,能翻身靠坐,大小便能控制,可以说简单字,神志渐清醒些。

第二个疗程:以督脉、膀胱经下肢穴位、胃经为主。加肩髃、曲池、合谷、中脘、关元、阳陵泉。

第二个疗程针后,四肢动作渐灵活,手指已能伸屈,靠墙能站立一会。

第三个疗程:取督脉、膀胱经下肢、胃经、手足十二针,加人中、中脘、关元、中极、阳陵泉。

第三个疗程针后,在护理员保护下能架拐站走几步,大小便能随意,自己手持小匙吃饭,可以说简单话,但字吐出缓慢,神志清楚,两眼仍斜视。

第四个疗程：取膀胱经、背俞（五脏俞、膈俞）、胃经、手足十二针、中脘、关元、阳陵泉、带脉。

第四个疗程针后，扶单拐能站立行走，大小便自理，说话较清楚，神志基本恢复正常。

第五个疗程：取穴同上。针后弃拐杖独立行走，但缓慢，上肢手指可以伸屈持物，但手指仍发僵硬。

第六个疗程：取任脉和胃经、手足十二针。针后慢慢能独立行走，说话较流利，能定时排便。

两年后来院自己诉现只留有手指时有发笨现象，说话及回答问题准确，检查其症基本痊愈。

此例针刺3个月为1个疗程，共治疗2年痊愈。

例三

谭某某，女，35岁，家庭妇女。北京人。初诊日期：1959年10月。

双下肢痿躄月余。

产后2日，发热T37.5℃，次日发现双下肢无力，麻木不仁，服药无效，逐渐加剧，饮食不佳，便秘3日1次，小便有时失禁。现在卧床翻身起立不利，双下肢不能抬举，足腕无力，皮肤感觉迟钝，膝下发凉，产后恶露未净，纳谷无味，夜眠不安，多梦，胸闷。

面色萎黄，声低息弱，体瘦，舌质淡，舌苔薄白，脉沉细无力。

症状为产后气血亏损，脾阳不运，筋脉失养所致。治以调补气血，健脾强胃之法。

第一个疗程：独取阳明加中脘、气海，灸关元。隔日1次。1个疗程毕，观之足腕可以伸屈，大小便渐复。

第二个疗程：取督脉、足太阳膀胱经，加肾俞、大肠俞。针后自己扶桌椅能站或走几步。大便能控制。

第三个疗程：用以上穴，加阳明经，继续灸关元穴和气海穴。针后自己架双拐能走，大小便自理，胸闷已除。

第四个疗程：取膀胱经、胃经，继续灸关元穴，加肾俞、阳陵泉。针后扶单拐能走。

第五个疗程：仍用以上穴治之。针后自己可慢慢行动，渐有力，二便自理，症已获愈停针。但仍继续灸关元 500 壮止，每日灸 15 壮。

此患者 12 次为 1 个疗程，治疗半年痊愈。

例四

程某某，男，20 岁，建筑工人，天津人。初诊日期：1972 年 11 月。

四肢瘫痪已 1 年。

于 1971 年 12 月因在高空作业时，不慎摔下，高达 12 米，曾昏迷半小时，醒后急送某医院急诊。X 线、CT 检查诊断为颈椎压缩性骨折，无明显脱位。颈部痛，不能活动，四肢不会动。该院查：胸 5 平面以下感觉消失，腹壁、肛门、膝跟反射消失。经治 1 年，转来我院针灸科。

现症：卧床尚能翻身靠坐，双上肢活动差，不能高举，手指拘急，肌肉萎缩，双下肢筋脉紧张，膝及跟腱反射亢进，扶双拐能站，但发颤抖，二便失禁。

面色黄白，呼吸均匀，语言正常，舌质淡，舌苔薄白，脉沉细，BP80/120mmHg。

第一个疗程：选用胆经，加肩髃、曲池、内关、合谷。

一个疗程针后，运动功能有进步，下肢痉挛无改变，小便时能控制。

第二个疗程：选用四、六、七套穴，加中脘、气海、关元、肾俞。几套穴,依次针之。

第二个疗程针后,双上肢能举动,双下肢扶拐能走几步,但需护理员保护。痛觉平面有所下移。

第三个疗程:选用四、六、七套加肩髃、曲池、内关、合谷、中脘、关元。

针后能扶拐自走,可以手持匙吃饭,小便有缓慢点滴,大便定时排出、下肢痉挛减轻。

第四个疗程:选一、四、六套穴,加腋缝、尺泽、内关、合谷透劳宫、带脉。

针后架一拐已能走,痉挛大有缓解,大便基本随意,小便还不大畅快。

第五个疗程:选四、六、七套穴,加曲池、内关、合谷、中脘、气海、关元、肾俞。

针后扶拐自行,上肢可高举,手指持勺吃饭,痉挛缓解,大便随意,小便通利,症状逐渐好转。现仍在继续治疗。

例五

葛某某,男,31 岁,干部,河南开封市人。初诊日期:1968 年 11 月。

双下肢瘫痪 6 个月。

被汽车压伤腰部,当时昏迷,急送医院抢救。拍片所见右肩胛骨粉碎性骨折,右肋骨骨折,腰部压缩性骨折。醒后双下肢功能丧失,大小便失常,尿潴留,未曾手术。卧硬铺,服中西药治疗 6 个月,各处骨折愈合。

现在症:卧床能翻身靠坐,双下肢全瘫,肌肉萎缩,腹壁、肛门、腿反射消失,尿潴留,大便灌肠 3 日 1 解。查:下肢肌无力,腰部肌肉疼痛,触觉胸口以下感觉消失,饮食差,眠不安。

面色黄,舌质淡红,舌苔薄白,神志清,呼吸均匀,脉沉细,

BP80/120mmHg。

尾骶部褥疮 3cm × 20cm。

第一疗程：七个方案依次选用。

1 个疗程后扶双拐能靠墙站立。需护理员保护，自己可坐一会。

第二个疗程：选用一、二、四、六套配穴，加肾俞、大肠俞、中脘、气海、关元穴。

针后检查，在护理员保护下，自己扶双拐能走几步。大便定时排，疮面已愈合。

第三个疗程：选用四、六、七套穴，加关元、中极、肾俞。

针后扶单拐可自走，大便 2 ~ 3 日自解，腰部以上恢复知觉，肌肉仍萎缩。

第四个疗程：选穴同上。针后扶单拐自走，较灵活些，小便能控制但急迫，大便已能自排，但有时出现失禁。

第五个疗程：选用一、四、六套配方，加气海、关元、命门、肾俞。

针后观察，扶单拐自由行走，二便基本自理，腰以下知觉渐恢复。

第六个疗程：选用四、六套配方，加中脘、气海。

针后观察，已自由行走，二便自理。为了巩固疗效，继续针 2 个月，基本痊愈，恢复工作。

例六

董某某，男，39 岁，干部，陕西人。初诊日期：1969 年 6 月 24 日。

双下肢瘫痪已两个月。

于 1969 年 4 月 29 日，矿井下施工突然塌方，砸伤腰部，当天昏迷，双下肢失用，急诊入院。X 线检查为压缩性骨折，第2、3腰椎横突骨折,第12肋骨折。神经科检查,马尾神经大部分损伤,大便失禁,尿潴留。

现在症状:双下肢全瘫,不能翻身起坐,肌肉萎缩,左下肢比右下肢差2厘米,大便失禁,小便潴留,导尿管插入。寐安。

面色黄,体稍胖,精神不振,息粗,语低沉,脉弦细。

查:腿反射消失,体温37.6℃。BP 80/136mmHg,血色素10.6克,白细胞6400。

第一个疗程:选用一至七套配穴,依次针之。

针后观察,扶双拐可以走几步,大便自解,已拔掉尿管。

第二个疗程:选用一至六套配穴,依次针之。

针后观察,扶单拐能走几步,大便自理,小便频数。

第三个疗程:选用第四套配穴,加肾俞、大肠俞、气海、关元、曲骨。

针后观察,二便功能已恢复正常。自己能走2500米,生活基本自理,临床症状基本痊愈。

1971年春季来院复查,症状恢复良好,已返回工作单位参加生产。

治瘫七法后的补充

通过临床实践,体会到瘫痿七法在治疗中,起到了积极的作用,收到较好的疗效。但它还有不足、不够全面的部分。如高位截瘫没有上肢的配穴,下肢截瘫用三阴经穴较少。经不断实践、认识、整理,钻研,为了提高疗效,又制定了四套补充治疗法,使治瘫痿共有十一套配穴,轮流使用,收到满意效果。

浅谈四总穴的治疗原则

“肚腹三里留，腰背委中求，头项寻列缺，面口合谷收。”

这是一首概括性强，启发性好，言简意深，好读易记的针灸歌诀。在临床上起着相当重要而又有效的作用。《针灸大成》、《针灸聚英》都将它尽收入书中，据传出于《乾坤生意》，作者何人，未见明确记载，估计最晚也是明朝以前的作品。流传至今，已五百年之久。

一、肚腹三里留

足三里是足阳明胃经之合穴，合穴主治有两种，“合”主逆气而泻，“合”治内腑。说明合穴通六腑，能调节全身功能。足三里穴又叫“下陵”、“鬼邪”。是胃经的合土，土中真土，为胃之枢纽，后天精华之根也。足三里在膝眼下 3 寸，两筋间，胫骨前缘外侧 1 横指处。足三里穴能升（升补脾气）能降（降胃气）。《灵枢·五邪》篇云：“补三里以温胃中”。《甲乙经》有：气街，足三里，巨虚上下廉，此八穴者，以泄胃中热。《灵枢·五邪》云：“阴阳俱有余，若俱不足，则有寒有热，皆调于三里。”既能治寒证，又能治热证。但在寒热互见时，足三里又有调整作用。足三里主治病症为胃痛，肝病及胃，脾胃不和，食滞吐泻，六腑胀，食不充肌，气乱肠胃，眼病，膝病，狂歌妄言，中风，腰膝重，四肢疾病，颈项肿痛，保健作用等。

临床应用配穴：

胃痛加中脘。中脘是胃之募穴，主治中焦受邪，升降失常，气滞而致胃脘痛，有和胃止痛之功。

腹胀加天枢。天枢是大肠之募穴，主治呃逆或失气，大便干燥，腑气不通而致腹胀，有调整胃肠，增强蠕动，改善传导之功。

腹痛加气海。气海穴，是气血之余，呼吸之根，藏精之所，生气之海，是下焦的重要穴位，补之有益脏腑温下元之功。凡气滞腹痛，尤其脐下痛者，妇女月经不调，痛经，虚寒者，可加灸气海。

便秘加天枢、支沟、阳陵泉。便秘而兼见口苦，咽干，心烦，易怒，胁痛，少阳之气不畅，可针足三里。天枢调理大肠，配支沟、阳陵泉，疏通少阳之气，少阳热清而气通，不犯肠胃。大肠热清，传导通畅，便秘可解。但此配方对体虚阴亏，津液缺乏，大便干燥而便秘者，是不适宜的。

泄泻加天枢、三阴交。天枢是大肠募穴，三阴交是肝、脾、肾三条阴经交会之处。

呕吐配内关、中脘、下脘。内关能宽胸止呕。

痛经配中极、气海、三阴交。中极能行经定痛，对月经前和行经时腹痛者，止痛效果较好。

膝痛配阴陵泉、阳陵泉。阴陵泉为脾经之合穴，阳陵泉为筋之会，对筋骨疼痛，配合调理肝肾效果较好。

强壮灸足三里。“要想安三里常不干”。足三里壮人之元阳，补脏腑之亏损，风寒气积聚，皆得温之化之。有升清化浊之功，导痰行滞之力。秦承祖云：诸病皆治之。

二、腰背委中求

委中是足太阳膀胱经之合穴，位于腘窝部，所入为合，因本经多血，故能用放血法治疗诸疾。委中穴因属从背腰而来的两支膀胱经脉在腘窝的会合处。所以它是治疗腰背疾患的要穴。《灵枢·终始》云:“病在足者取之腘”。委中穴别名“血郄”、“中郄”、“委中央”。禁灸。功能清血泄热,舒筋通络,祛风温,利腰膝。

临床应用配穴:

背痛配大椎、肝俞。

腰痛配命门、背阳关、肾俞、大肠俞、昆仑。

闪腰岔气,配人中。

腿痛配秩边、承山。

膝腘痛,配阴阳陵泉。

下肢酸沉,配足三里,三阴交。

中暑腹痛,刺委中出血。痔疮疼痛,配长强、承山。

丹毒,配膈俞、曲池、血海。

腿肚转筋,配承山。有散寒通络之功。

三、头项寻列缺

列缺为手太阴肺经穴,别名“童玄”、“腕劳”。又是肺经之络穴,别走阳明,八脉交会穴之一。通于任脉。它有宣肺祛风,疏通经络之作用。

临床应用配穴:

列缺治偏头痛配太阳、率谷。

列缺治前额痛配上星、攒竹、头维。

列缺治咽痛配少商、商阳。

列缺治鼻塞配上星、迎香、合谷、风池。

列缺治喘加肺俞、风门。或因寒,或因热,肺气上逆,肃降失常而喘息。

列缺治失音,加廉泉、照海。列缺配照海为八脉交会之穴,列缺是肺经穴与任脉相通。

列缺治咳嗽加尺泽、肺俞、天突。尺泽是肺经之合穴。能降肺气，以复肃降，气不逆则咳止。

列缺治项强，加大椎、风池、大杼。大椎穴是督脉穴，督主一身之阳，大椎是手三阳、足三阳与督脉之会。纯阳主表，凡外感六淫之在于表者，皆能速解。风池穴是足少阳胆经穴，位于颞颥后发际陷中，内部中间为延髓，禁深刺，是手足少阳、阳维之会。是临床常用之穴，有祛风解表，疏邪清热，明目，利机关之效。大杼穴是足太阳膀胱经之穴，在第一胸椎下，陶道旁开一寸半，是手足太阳、少阳之会，督脉之别络，是骨会大杼。有祛风邪，解表热，舒筋脉，调关节的作用。

列缺治后头痛，加风池、印堂、太溪。后头疼多属肾气不足，则骨髓空虚，或因久痛、气血耗损，可取足少阴肾之原穴太溪补肾。印堂穴，位于两眉中之陷中，为经外奇穴，可治头痛、失眠。

列缺治手腕痛，加合谷、阳溪。三穴都是局部取穴。有散寒，行气，通络，止痛之力。

肺开窍于鼻，肺气不利则鼻塞不通，列缺尚有清利肺气之功。

四、面口合谷收

合谷是大肠的合穴，别名虎口，位于手大指次指间。孕妇不宜针合谷。是临床常用之大穴，有清热、解表，疏散风邪，清泄肺气，通降肠胃的作用。

临床应用配穴：合谷治面肿配水沟。水沟是督脉穴，位于鼻柱下，别名人中、鬼宫。是手足阳明、督脉之会。有苏厥逆，清神志，祛风邪，消内热之效，能调阴阳逆气。

合谷治目赤，配攒竹、丝竹空，或点刺出血。攒竹是膀胱经之穴位，位于眉头陷中，别名始光、夜光、光明等。禁灸，有祛风明目之功。丝竹穴是手少阳三焦经穴，别名目髎，禁灸。有散风，止痛，清火、泄热、通调三焦气机之效。

合谷治牙痛，配承浆、地仓、颊车。承浆是任脉经穴，有调阴阳气机，疏散口齿面目风邪作用。地仓是足阳明胃经穴，位于挟口旁开四分，又名胃维，是手阳明、阳跻之会。有祛风邪，通气滞，利机关作用。颊车穴，是足阳明胃经穴，位于耳垂前，后下八分，有开关通络，祛风调气作用。

合谷治腹痛，配天枢、气海。天枢是足阳明胃经穴，别名谷门、朴之等。是大肠之募穴，募是脏腑经气汇聚于胸腹的俞穴，位于挟脐两旁二寸。有疏调大肠，扶土化湿，和营调经，理气消滞作用。气海穴是任脉经之穴，位于脐下一寸半。有调气益元，培肾补虚，和营血，理经滞，温下焦，祛湿浊作用。

合谷与四关："四关即手之合谷，足之太冲穴"。合谷为大肠经之原穴，太冲为肝经之原穴，合谷位于手岐骨间，太冲亦位于足岐骨之间。合谷属阳主气，而太冲属阴主血，是两者同中之异。两者位居岐骨间，如同重要关隘，有开关节以搜风理痹，行气血，以通经行瘀，亦有涤痰泻火之功，能疗癫、狂、痛及小儿急惊风症。

论治儿科惊风

一、急惊风

症状:牙关紧闭,壮热涎潮,窜视,反张,搐搦,颤动,口气热,面红唇赤。

辨证:内夹湿热,外感风邪,心火肝风交争,气并血乱,关窍不通,造成急惊暴搐。

治法:清热解表,开窍化痰熄风。

处方:人中,印堂,百会,大椎,中冲,合谷,太冲。大敦,少商,隐白,三穴刺出血特效。

又方:神门,涌泉,心俞,肝俞。

二、慢惊风

症状:神昏气喘,乍寒乍热,眼上翻,惊搐,喉内痰鸣,角弓反张,或泄痢或完谷不化。目光昏暗,面色淡白或青黄,脉浮缓,指纹青红,尿色白。

辨证:因病后气虚,或因吐泻。脾肺俱虚,肝木所乘,遂成慢惊。

治法:补中益气,温胃和肝,止风之法。

处方:中脘,气海,关元,天枢,足三里,公孙。

又方:神庭,印堂,百会,脾俞,胃俞,灸印堂。

三、类惊风

症状:小儿忽然心神不安,发热,搐搦,时呵吹,烦扰不定,脉乱，指纹紫。

辨证：体弱腠理不密，经络空疏，感冒，发热，外邪入侵神经所致而成类惊。

治法：扶正祛邪，通经解表安神之法。

处方：百会，人中，大椎，少商，合谷，神门，涌泉，一针透两攒竹。

针灸治疗小儿麻痹

小儿麻痹是西医名称，自从有详细的记载以来，已有一百多年历史。中医文献没有完全相似的病名可寻，西医肯定这种病是病毒传染所得。

根椐现在医学认为，本病是由病毒传染，经过口腔粘膜，进入血液，再转入中枢神经系统。从呼吸道或从口腔进入肠胃道，病毒进入体内，不但见于脊髓，并且在脑干和大脑内，也可见到，不过最显著的变化是脊髓灰白质中，主要是在腰部、颈部、下肢。多数在夏末初秋的季节发生。

一、发病趋势

症状可分三个时期。

1. 前驱期：见有发高烧，周身不适，头痛，咽喉痛，上呼吸道症状，厌食，便秘，或腹泄，腹痛，呕吐，意识模糊，偶见谵语和痉挛，嗜眠及失眠等症状。在这个阶段，往往使人误认为胃肠障碍或感冒或咽炎。高烧现象，一般持续 3 ~ 5 日，少则几小时或一日，多则二三个星期，逐渐退烧，这就进入瘫痪时期。

2. 瘫痪前期：此期热度又起，伴四肢疼痛，感觉过敏或异常，颈背强直或酸痛痉挛，各种腱反射显著增加，神志无惊厥现象，这样持续三至十日，就进入了第三阶段。

3. 瘫痪期：这时体温开始下降，出现弛缓性的瘫痪病象，日见加重，热度下降后瘫痪即不进行。

瘫痪部位：比较多见于下肢，有时一侧或上下肢，或两侧下肢，或交叉的发生瘫痪病亦有之。

二、中医对小儿麻痹的认识

小儿麻痹是西医的病名，祖国医学文献上并没有这个名称。但从病因、病理上，及症状上来分析，它可包括在中医痿症的范畴。《内经·生气通天论》曰："因于湿首如裹，湿热不攘，大筋软短，小筋弛长，软短为拘，弛长为痿。"《内经·痿论》篇曰："肺主身之皮毛，心主身之血脉，肝主身之筋膜，脾主身之肌肉，肾主身之骨髓，故肺热叶焦，则皮毛虚弱急薄著，则生痿躄也。"又说："肾气热，则腰脊不举，骨枯而髓减，发为骨痿。"又说：肺者，脏之长也，为心之盖也，有所亡失，所求不得，则发肺鸣，鸣则肺热叶焦。故曰"五脏因肺热叶焦，发为痿躄。""《下经》曰：肉痿者，得之湿地也。有所远行劳倦，逢大热而渴，渴则阳气内伐，内伐则热舍于肾，肾者水脏也，今水不胜火，则骨枯而髓虚，故足不任身，发为骨痿。故《下经》曰：骨痿者，生于大热也。"东垣《十书》说：六七月间，湿气大行，子能令母实，而热旺，湿热相合而刑庚大肠，故用寒凉以救之。燥金受湿之邪，绝寒水生化之源，源绝骨亏，痿厥之病大作。腰以下痿软瘫痪，不能行动，都说明了痿痹的原因与症状都与小儿麻痹相类似。同时也说明"热是它的主症"。根据我们临床观察，凡是小儿麻痹症，患者无论是新近感染，或是后遗症，都有过发热病史，从而认识这病都是由于外感六淫之邪，或四时不正之气，侵袭了人体，使营卫失其谐调，发热灼伤了津液气血，以致经络气滞不和，脉失濡养，故出现痿废之征。麻痹之部位，又与脏腑相关连。在治疗上须掌握辨证施治的方法，始能求知其本。

三、针灸治疗效果

针灸对本病的治疗，根据临床的经验和体会，疗效是很高的。但其收效之快慢与很多因素有关，如麻痹程度之轻重，病程之长短，体质之强弱，患者能否坚持治疗，以及在治疗过程中是否又重复感冒发热等等。根据临床观察，病期长短与治疗效果成正比。病期短，则收效快。病期长，即收效慢。另外因病情轻重不同，疗效也有不同，尤以肌肉萎缩及关节畸型、关节脱臼，更难取效。

四、治疗法则

在治疗法则上，我采取调其脏腑，通其经络，补其骨体，根据《内经》治痿独取阳明为法。因阳明为五脏六腑之海，为气血之资源，主润宗筋，宗筋主束骨而利关节，故在治疗上，首先重脾胃两经。太阴与阳明互为表里，肺热叶焦，以致痿躄，亦当取阳明也。用膀胱经的意思，是引肾阳下行，解除督脉上存的炎症，并补骨髓。用胆经的意思，是舒筋利节。此外根据病情之不同，必须分经辨证论治。在高热期间，则应以清热解毒为主。在热退后出现麻痹之症，则当以调脾胃通经络，补肝肾，强筋骨为主。

五、按症用穴

在临床上根据四诊，结合叙述情况，经辨证论治，更重要的须看患儿身体强弱，而后对症治疗。如在初期高热阶段，中医的治疗法则是清热解表。然必须向患者家属说明此症处在发展期，以防热退后出现下肢麻痹，从而动摇对针灸治疗的信心。

（一）清热解表用穴

取穴：大椎，大杼，风门，风池，外关，合谷，十二井点刺出血。

（二）健脾胃，通经络，强骨舒筋用穴

取穴：中脘，天枢，阳陵泉，足三里，三阴交，大杼，胆俞，脾俞，胃俞，肾俞，大肠俞，命门，腰阳关，八髎，委中。

（三）上肢麻痹用穴

取穴：肩髃，曲池，手三里，上廉，中府，列缺，外关，巨骨，清冷渊，关冲。

（四）下肢麻痹用穴

取穴：环跳，风市，阴市，委中，承山，阳陵泉，足三里，三阴交，悬钟，昆仑，气冲，上下巨虚，关元，内庭，陷骨，丘墟。

（五）治疗畸形外拐脚或称“跛脚”

取穴：承扶，殷门，阴陵泉，三阴交，曲泉，然谷，太溪，商丘，涌泉，解溪。

（六）治疗畸形内拐脚或足跛

取穴：大肠俞，次髎，环跳，足三里，阳辅，昆仑，束骨，跗阳，申脉，至阴。

六、穴义简解

大椎：为手足三阳督脉之会，纯阳主表，凡外感之邪在表者，皆能疏解，亦能清里热。

大杼：为足太阳膀胱经之俞穴，为督脉之别络，为手足太阳、少阳之会。又为“骨会”。可理逆气清热。

风门：为足太阳膀胱经之俞穴，为督脉、足太阳之会。能散风寒，清胸背之热。

风池：为手足少阳、阳维之会。能治头痛，驱外感风寒之邪。

外关:为手少阳之络穴。有解表调气之作用。

合谷:为大肠经之原穴。能清头面诸窍之热。

十二井穴:能调脏腑十二经脉,通经络,开窍,清热醒脑。

中脘:属任脉之穴,为六腑之会,又是胃募,是后天之本。化水谷生气血,输精于五脏,洒陈于六腑,营养周身之筋骨。

天枢:是胃经之穴,为大肠之募穴,又是腹气之街。能通调肠胃,化气流行。

足三里:为胃经之合土,又是土中真土,为胃之枢纽,后天精华所根也。能补益脏腑之亏损,亦能升清降浊,兼治膝胫无力。

阳陵泉:属胆经之穴,为筋之会也。位于膝下,可起到舒筋利节之作用,兼清肝胆之热。

三阴交:属足太阴脾经之穴位,为肝、脾、肾三经之会,故名“三阴交”。是补脾经之要穴,脾主肉,亦主四肢,间接可补肝阴肾阳,所以三阴交独有气血双补之功效。

胆俞:主利周身关节。

脾俞:有健脾、养血之功能。

胃俞:清阳明之热结,调和肠胃助消化。

肾俞:肾为先天之本,肾主骨,肾主作强,肾气足则骨壮。

大肠俞:导滞润肠,实则通利,虚则收涩,兼治腰荐局部疾患。

命门:为督脉之穴,督主一身之阳,为先天立门,能壮元气,补骨髓。

腰阳关:为督脉之穴,督主一身之阳。主治腰荐疼痛,亦能生阳,补骨髓。

八髎:为足太阳膀胱经之穴,起自十八椎至二十一椎,旁开五分，骶骨孔中，分上次中下，左右对称，故名为“八髎”穴。部位于骨盆，是足太阴脾经、足厥阴肝经和足少阳胆经三脉交会之处。所以它的疗效能贯通肝、胆、脾胃诸经，可以健脾，行湿，加强运化，且兼清肝胆郁热，是治下焦湿寒病的重要穴位。在今科学解剖其部位，为骶骨神经丛，为治疗腰荐疾患及男女生殖、泌尿疾患，亦治下肢顽麻、诸痹之主要穴位。

委中：有疏风利湿之功，兼治腰腿痛，又是四总穴之一（腰背委中求）。

肩髃：可搜经络之风，及四肢不通。

曲池：主走而不守，擅能宣气行血，亦清血热，搜风逐邪。

手三里：乃为手阳明大肠经之穴，在古典文献中考正，它是主治上肢、肩臂肘疾患的关键大穴。根据大肠经循行情况来看，从阳溪至曲池之间，经过偏历、温溜、下廉、上廉、手三里5个穴，由此脉气交曲池，贯通到肘外侧上肩臂，手三里是承前后，所以它的治疗范围，远达于颈项肩臂背。主治中风，手足不遂，乳蛾，瘰疬，手痹不仁，手臂顽麻，皆可取用，一般在临床上，只有足三里为针灸治疗的一个大穴，可是手三里亦有特殊之功效也。

中府、上廉：二穴中，中府为手太阴肺经之募穴，上廉乃是手阳明大肠经之穴，大肠为肺之腑，为表里的关系，中府上廉配风门，为胸臂之街。能宣通胸臂气血之流行。

列缺：为手太阴肺经之穴，别走阳明，一穴行两经。主治手腕无力，半身不遂，又是四总穴之一（头项寻列缺）。

巨骨：属手阳明大肠经之穴，穴位在肩端，居高临下，其性沉降，大能开胸，镇逆宣肺利气。配肩髃、曲池、清冷渊、关冲穴，能治肩臂不能抬举之疾。

环跳、风市：二穴皆属足少阳胆经之穴，其性舒通，宣散，善能理气、调血。风市祛湿，主治着痹不仁，筋挛痿废，功能独擅。

阴市：乃为足阳明胃经之穴，专用于祛除腰股膝及足寒湿的要穴。对膝胻酸痛及拘挛有特效。

承山：属于足太阳膀胱经之穴位，在小腿后侧中央，腓肠肌丰隆部的下缘。该穴主治痔疾便难，有缓解痉挛的作用。它有除寒的功效，对两足软弱，弛缓无力，顽麻痹有效。

绝骨：又名悬钟，又为髓之会也。它能通调脑脊髓，治中风，足不任地。兼配风池疗伛偻，配环跳，针躄能行。

昆仑：乃为足太阳膀胱经之穴，膀胱为水府，此穴居外踝后，较井荣原各穴皆高。昆仑乃水之高源，故名。主治腰尻痛。善治足肿胀，不能履地，腘如结，踝如裂，头痛，肩背拘急。

气街：气街与足三里相配，为水谷之海，且阳明主润宗筋，气街与承山为伍，乃腰腿之街道，可上达下使，气血流行。

上下巨虚：其穴与大杼相配，为血之海，冲脉之通路。上下巨虚与气街、伏兔、足三里相配，治痿躄截瘫。

关元：一名血海，一名三结交，是小肠之募穴，足三阴、任脉之会，五气之根元，男子藏精，女子蓄血。关于脏腑之精血亏损等症，皆有特效。

承扶、殷门：二穴皆是足太阳膀胱经之穴，太阳主一身之表，两穴皆处肌肉丰满之部位，为下肢大关节之要。主治腰脊相引，腰脊不可俯仰及坐骨神经痛。

阴陵泉：乃是足太阴脾经之合水穴，脾为阴中之至阴，陵于丘地，泉高处之水源也，故《灵枢》曰：疾高而内者取之，阴之陵泉，盖五俞合穴，下达于上，内通于外之要，治病当取其源，主治水胀，腹坚，喘逆不得卧，腰痛不得俯仰。此穴不言灸者，以脾为土藏，土中含泾则万物育焉，如灸之灼其泉源，则土燥而不能育物也。

然谷:乃肾经所溜之荣穴,阴荣为火穴,坎中有一阳,无根之少火,能生气其穴,亦名“龙渊”。有潜龙在渊之义也。此穴能然深谷之中,不受水克,故名然谷。主治足跗不得履地,胻酸不能久立,足一寒一热,小儿脐风,痿厥。

阴谷:乃为足少阴肾经所入为合穴之水穴,为阴经最高而深藏不露之穴,故名“阴谷”。主治阴腹内廉痛,为痿痹,膝痛不可屈伸。

曲泉:乃足厥阴肝经所入为合之水穴,水之高而有来源者,谓之泉。主治膝痛筋挛,四肢不举,不可伸屈,膝胫冷。

太溪:为足少阴肾经所注为俞土,乃九针十二原之要穴。久病重,欲知藏之强弱,必诊此脉。主治手足厥冷,热病汗不出,喘咳,手足寒至节。

商丘:为足太阴脾经之经穴,阴经金穴,四方高中央下丘。主治脾虚,不荣四肢,身寒,骨疽蚀。

涌泉:是足少阴肾经所出之井穴,藏真下于肾,肾者主水,故此穴在足心,名曰涌泉,为肾经的起点。肾为生气之脏,立命之根也。主治头痛,身热,痫疯,五趾端尽痛,足不得任地,又是保健之重要穴位。

解溪:乃是足阳明胃经之穴,阳经之火穴,上为胻骨,下为跗,属分解于此穴陷中,故名解溪。主治头痛,前额痛,股膝胻肿,转筋配商丘,配丘墟治脚气。

阳辅:乃是足少阳胆经所行之经,阳经为火,胆为阳木,木能生火,火曰炎上,辅助阳气上升,故曰阳辅。主治腰胻酸痛,不能立行,百节酸痛,马刀瘰疬。

束骨:乃足太阳膀胱经所注之俞穴,前有足小趾本节骨,后有京骨穴上大骨,此穴居中,如受约束,故名束骨。主治腰脊如折，髀不可屈，腘如结，腨如裂。

附阳：为阳跻之郄，为骨肉之交，气血深部集会，又为经气至此，先陷复还出。主治腰痛不能立，髀枢股酸痛。痿厥风痹，四肢不举，屈伸不能。

申脉：为奇经八脉之阳跻脉之起点。跻者跻捷，在人体生理上，是举足步行的机要。主治腰脚痛，膝胻寒酸，不能坐立，足不能伸，兼灸治昼发癫痫。

至阴：为足太阳膀胱经所出之井穴，阳经井是金穴，足太阳经行于此穴交足少阴肾经。主治脉痹，足跖麻痹。

陷谷：为足阳明经之俞穴，阳经俞为木穴。主治热病汗不出，欠伸肠鸣腹痛。

内庭：为足阳明胃经之荥穴，阳经荥为水穴。主治四肢厥冷，口㖞，牙痛，腹胀满。

丘墟：为足少阳胆经之原穴。主治痿厥，腰酸痛，转筋，足胫偏细。

七、针灸手法

给儿童作针灸治疗时，是比较不容易的，所以在操作上，必须敏捷迅速，最好以捻进不留针法，或短时间留针。其补泻手法，要看儿童体质强弱，而应灵活掌握。然其痿躄久之则虚，虚者当补之。亦可用艾卷灸法灸之。

临床常用四种针的疗法

一、锋针

即三棱针。曾有秦鹤鸣刺百会出血立止唐高宗头痛之记载。

用于中风头痛眩晕，刺百会、太阳出血，痛晕能解。

中风闭证：刺手足十二井出血，关窍开通。

暴发火眼：刺攒竹、丝竹空出血见效。

风火牙痛：刺合谷、内庭出血止痛。

喉痹：可刺少商、商阳出血。

口疮：直取劳宫、大陵见红。

舌肿难言：应泻金津玉液出血。

霍乱吐泻：先放曲泽、委中出血。

坠堕瘀血：可令然谷驱逐。

湿热下注：必需三阴交、绝骨解除。

鹤膝风：泻行间有效。

串腰龙：刺龙眼穴必灵（龙眼穴在手小指外侧，中节横纹尖）。

腰背痛：刺委中出血立减。

足跟痛：放承山顿轻。

足跗肿痛：以四风疏络散风止痛。

手背肿痛：起用四邪排除之。

手指麻木：刺十宣可愈。

足趾拘挛：刺趾下横纹能舒。

静脉郁血:刺患处出血。

皮炎癣症:刺患处可痊。

二、毫针

又名小针,在针法治疗中,用处最为广泛,内刺脏腑,外刺经络,三百六十五穴,无所不宜。

医史记载:秦越人刺维会能起虢太子尸厥。

华佗针脑空止魏武帝之头痛。

仲景治伤寒小柴胡已迟,非刺期门不愈。

高皇抱心疾未愈,李潭元针巨阙而后除。

徐文伯针合谷三阴交立下宋太子所诊之双胎。

甄权刺肩井、曲池当止臂痛而复射。

秋夫刺腰俞而沉疴立起。

王纂针交会而妖精遁逃。

取肝俞与命门,使瞽目能视秋毫之末。

刺少阳与交别俾聋夫,可听夏蚋之声。

此皆先师之奇迹,遗留后学参考继续发扬。

在接受前人成就的基础上,经过反复探讨研究,结合临床实践,创出新的经验,如取五脏俞膈俞治虚损,劳伤兼通经闭。

三脘,气海,章门,天枢、内关,足三里,能健脾,调和肠胃功能。

天突、膻中能降痰,定喘,开胸顺气。

大椎、身柱治大人小儿癫痫惊风。

风中经络:可针百会,风府,曲池,合谷,内关,足三里,阳陵泉,三阴交有效。

风中脏腑:可取廉泉,天突,巨阙,中脘,下脘,气海,关元,中极,天枢,章门必轻。

中脘、足三里有健胃、平胃等方之效。

天枢、气海代天雄、肾气等方之功。

大椎、内关与仲景青龙苓桂诸方吻合。

鱼际、太溪仿喻氏清燥救肺汤法意同。

足三里、上下巨虚有金匮大小承气之功效。

隐白、大都、太白同东垣补中调中之性能。

足三里可与补中益气比美。

三阴交乃向八珍肾气争功。

章门、足三里、内关、中脘四穴，类同参术苓草、四君子所治之症。

三阴交、曲池、太冲、关元，似有归芎芍地、四物疗效之能。

合谷通卫气，如黄芪止汗发汗之功。

阳陵泉走营血，合肉桂利节舒筋。

以上十穴略合十全大补等方，仅具管见初创臆造，希我侪指正推求。

三、长针

以卧刺为主。

卧刺曲池透臂臑，能愈瘰疬鼠疮。

丝竹透率谷，能止偏头疼痛。

地仓透颊车，可以调口歪。

风池透风府，疏解头风项强。

肩髃透臂臑，疗肩不能抬举。

曲池透少海，理肘痛筋挛。

外关透内关，治手腕麻木无力。

合谷透劳宫，舒手指拳不伸。

身柱透风府，可管住癫狂奔走。

腰俞透腰关，刺止癫痫不发。

环跳透风市，搜腰胯之风瘫。

膝关透膝眼，可除膝痛之难熬。

阳陵泉透阴陵泉，能增强膝软筋酸，及行动困难。

阳关透曲泉，调解膝强筋硬。

绝骨透三阴交，补助站立不稳，髓空骨摇。

昆仑透太溪，消踝腕硬。

太冲透涌泉，可散足痛趾挠。

四、大针

即是火针，又名燔针。适用于内科者多刺在穴位，例如癥结积块，坚硬不易消散，冷病或风寒客于肠胃之中，留而不去成为寒痹，时痛和水火不济，五行不交，则留而成为水肿病，不能通过关节者，及风寒筋急挛引痹痛，瘫缓不仁等症。针下慢出，仍要转动，使发出污浊。适用于外科者，多刺在患处。例如痈疽，发背诸疮，瘰疬流注，无名肿毒，皮面无头者，或在肉厚部位已经成脓者，针令脓溃勿按针孔。

另有一种火针，形如钉帽，主治肝虚目昏，风赤热生翳膜，顽厚多泪，或虚劳上冲，目生翳膜及病后眼生白膜，以致失明者。用平头针烧红，当翳中烙之，烙后翳破，用除翳药点敷翳退目明。

火针禁忌：如病在头面及夏日，湿热下注腿足者，和伤寒热病，均不可用。

九针以外，还有梅花针（又名七星针）、芒针、耳针、鼻针、电针等，因未学习，不作详述。

内容提要

本书系由北京市已故著名针灸医师王乐亭的亲传弟子整理而成。王乐亭擅长以金针医病，所以在群众之中素有“金针王乐亭”之美誉。本书内容分为两篇，第一篇为临床常见疾病的治疗经验，包括治法、针灸处方、方解、配穴；第二篇为临床论治及经验配方。全书虽行文简捷，但却已充分体现出王乐亭运用针术疗疾之精髓。